Patricia Tomoe Abella

TÉCNICAS DE RELAJACIÓN

Patricia Tomoe Abella es técnica en informática de gestión y técnica superior en publicidad y comunicación. Actualmente es cinturón negro 1er dan en Sento-Ryu Aiki y monitora de defensa personal y Aiki. Es también maestra de Reiki y experta en técnicas de relajación.

TÉCNICAS DE RELAJACIÓN

TÉCNICAS DE RELAJACIÓN

Patricia Tomoe Abella

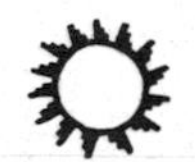

VINTAGE ESPAÑOL

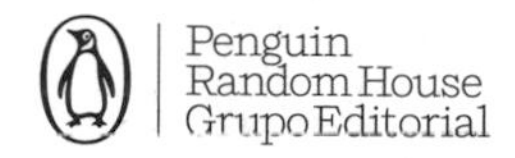

Primera edición: junio de 2021

8950 SW 74th Court, Suite 2010
Miami, FL 33156

Impreso en Estados Unidos / *Printed in USA*

ISBN: 978-0-593-31432-6

21 22 23 24 25 10 9 8 7 6 5 4 3 2 1

Contenido

Introducción

Decir que vivimos en un mundo donde nos rodean las malas noticias, las situaciones de tensión, los pensamientos negativos y las influencias dañinas no es ninguna novedad. Pero es importante saber que, a pesar de todo lo que pueda suceder en nuestro entorno, tanto en el más inmediato como en el más lejano, es posible conseguir un estado de paz mental que nos permita afrontar cualquier trance de una forma equilibrada y serena. No es un camino fácil, y no existe una píldora mágica que elimine los problemas del día a día o los sucesos excepcionales que nos provocan tensión. Es cierto que hay fármacos capaces de aliviar los síntomas derivados del estrés, pero, ¡ojo!, solo los síntomas, no las causas. En nuestras manos está ir más allá para preparar el cuerpo y la mente, y proporcionar a nuestro organismo los recursos que nos reporten el bienestar que define una vida sana y feliz. Con ellos adquiriremos la capacidad de superar casi cualquier situación con ciertas garantías.

Vivimos en un mundo y una sociedad que van a una velocidad vertiginosa. Desde el principio de los tiempos el hombre ha tenido que adaptarse a su entorno y ha sufrido situaciones de estrés e inquietud durante el proceso de dicha adaptación. Pero la evolución humana no hubiera sido posible sin esa capacidad de aclimatación. Los cambios forman una parte indispensable de nuestra vida.

Sin embargo, no todo el mundo tiene la misma capacidad de adaptarse, aceptar la frustración y/o modificar hábitos de conducta dañinos, pero hay que saber que existen formas de aprender a preparar la mente y reducir al mínimo el sufrimiento que nos provocan los períodos de incertidumbre y tensión.

Somos seres únicos, irrepetibles. Hemos sido educados para temer a los necesarios cambios, para no arriesgar —podríamos decir que hemos sido deficientemente programados—, y cuando nos encontramos ante realidades en las que nuestra aparente estabilidad se tambalea, inmediatamente nos sentimos desequilibrados. Todos aglutinamos una serie de virtudes y de defectos latentes. Nuestra más valiosa labor es la de potenciar las virtudes y pulir los defectos. El equilibrio de la mente, del pensamiento, es el que nos permitirá afrontar, lidiar y superar el incierto día a día, siempre susceptible de amanecer con variaciones y con circunstancias que, de no estar lo suficientemente preparados, pueden resultarnos perturbadoras.

El estrés es el principal desestabilizador del equilibrio mental, por eso vamos a empezar el libro conociéndolo mejor. Pero, además, mediante las sencillas pautas y ejercicios que este útil manual de técnicas de relajación pone a vuestro alcance, dispondréis de las herramientas imprescindibles para alcanzar un estado de relajación en cualquier momento, en cualquier situación. Esto no solo repercutirá de forma positiva aportando bienestar mental y físico, sino que mejorará la salud en todos los aspectos.

¡Empezamos!

Conociendo al enemigo: el estrés

La palabra «estrés» proviene del término inglés *stress*, y su definición hace referencia a una reacción fisiológica del cuerpo en la que se conjugan diversos mecanismos de defensa para hacer frente a una situación percibida como una amenaza o demanda.

Esta reacción es una respuesta natural y necesaria para sobrevivir, y no siempre tiene un sentido negativo, al contrario: puede ser un catalizador que en un momento dado genera energía para motivar a las personas. Cuando ese estrés se prolonga en el tiempo y no se maneja adecuadamente es cuando se torna negativo, ya que puede llegar a provocar daños en el organismo.

El concepto como tal fue definido en la década de los treinta por Hans Selye, entonces un estudiante de medicina de la Universidad de Praga que observó una serie de síntomas comunes en los enfermos a los que estudiaba, independientemente de la dolencia que padecieran. A este conjunto de síntomas, Selye los llamó «síndrome de estar enfermo». A raíz de sus investigaciones, en el año 1950 publicó su trabajo sobre el tema, titulado: «Estrés. Un estudio sobre la ansiedad».

CAUSAS DEL ESTRÉS

A grandes rasgos, podemos decir que hay dos tipos de estímulos que pueden ser desencadenantes del estrés. El primero es el de los estímulos externos (problemas familiares, afectivos, trabajo, dificultades económicas, etc.), que causan estrés mental. El segundo es el de los estímulos internos del organismo (dolor, enfermedades, traumas, etc.), que provocan estrés físico.

En cualquier caso, hemos de saber que el origen del estrés está en el cerebro, que es el responsable de reconocer y responder a los factores causantes del mismo. Ante un estímulo o «amenaza» se inicia una cadena de procesos fisiológicos regidos por el cerebro en la que se generan toda una serie de sustancias que nos mantienen alerta y nos impulsan a responder ante la situación estresante.

El estrés es una respuesta del organismo necesaria para sobrevivir, siempre que no se prolongue en el tiempo

El hipotálamo, la glándula endocrina situada en el cerebro, se encarga de regular las emociones (así como el dolor y el hambre) y, junto con la glándula hipófisis (situada en la base del cráneo), genera unas hormonas que activan las glándulas suprarrenales situadas encima de los riñones. Estas producen, entre otras hormonas, adrenalina y cortisol. Así, tras la percepción de peligro o amenaza, se produce una activación generalizada del organismo. Es una reacción que desencadena un proceso complejo en el que también intervienen otras sustancias, como la dopamina y la serotonina, unos neurotransmisores que tienen efectos estimulantes; proteínas como la gelanina, que actúa como ansiolítico o reguladora de la ansiedad; y las hormonas sexuales, que influyen sobre el sistema inmunológico y el nivel de actividad física. Es así como un estrés de intensidad manejable produce un efecto energético y vigorizante, y nos mantiene alerta, concentrados y competitivos, ayudándonos a adaptarnos a los cambios y a afrontar situaciones de incertidumbre o que conlleven cierto riesgo.

Un símil útil para entender mejor este funcionamiento consiste en imaginar nuestra mente como si fuera un muelle. Tiene una capacidad de «dar de sí», pero con un límite. Supongamos que tenemos que someternos a una entrevista de trabajo. Es una situación nueva y desconocida, donde no podemos prever los resultados. Eso genera un estrés momentáneo, es decir, el muelle se tensa. Una vez hemos pasado la entrevista, independientemente del resultado de la misma, esa tensión y estado de nervios se calman, el muelle se recupera y vuelve a su forma originaria.

El ejemplo de la entrevista serviría como muestra de un «estrés momentáneo», que no causa males mayores. En cambio, si el estado de presión se perpetuase en el tiempo, por ejemplo, porque una mala situación económica se prolonga demasiado, el muelle se tensaría peligrosamente. Cuanto más tiempo pase en esa etapa de tensión, menos capacidad de recuperación tendrá el muelle. Y eso es lo que nos pasa también a las personas. El estrés prolongado provoca daños en el organismo. Es lo que se conoce como distrés: el punto en el que no hemos podido adaptarnos a la situación y se produce un agotamiento a nivel físico.

De todos modos, hay que tener en cuenta que cada persona procesa el estrés de manera distinta, y las reacciones pueden ser también muy diferentes. Existen una serie de variables que dan a la personalidad unas características determinadas que la hacen más o menos resistente al estrés. La mayor parte de estas «resistencias» vienen determinadas por nuestras creencias, las cuales hemos ido incorporando a lo largo de nuestra existencia.

La capacidad del ser humano para sobreponerse a un estímulo adverso, la habilidad para sobreponerse a una etapa de dolor emocional o trauma, y adaptarse y recuperarse en pos de una vida significativa se conoce como resiliencia.

Estadísticamente se ha comprobado que una mayor actividad cognitiva y un mayor nivel intelectual favorece la resiliencia.

No obstante, no es absoluta la relación «mayor nivel intelectual = mayor resiliencia», aunque se puede decir que los individuos con más capacidad intelectual son capaces de procesar y elaborar con más eficacia los traumas y los factores causantes del estrés.

Ya he mencionado los estados de estrés momentáneo o los de estrés continuado que pueden degenerar en el distrés. Pero hay que tener en cuenta otro tipo de estrés: el postraumático. Este se define como un trastorno debilitante que suele presentarse después de algún suceso aterrador por las circunstancias en las que se ha producido, sean estas físicas, emocionales o traumáticas (un accidente, robo, violación, desastre natural, etc.). En estos casos la persona suele tener recuerdos recurrentes y *flashbacks* que actúan en la mente como fogonazos del suceso traumático. Los casos de estrés postraumático deben ser supervisados y tratados por profesionales del campo médico mental. Son estos especialistas los que ayudarán a las personas que han sobrevivido a trances excepcionales a conducir y sobrellevar la situación con altos grados de éxito. En esas circunstancias extremas, también la capacidad de adaptación de la persona tendrá mucho que ver con su capacidad intelectual. El libro *El hombre en busca de sentido*, del psiquiatra y escritor Viktor Frankl, narra la experiencia del autor, que fue capturado y retenido en un campo de concentración nazi durante la Segunda Guerra Mundial. Con todo detalle, Frankl describe su proceso traumático al convivir con las situaciones de sus compañeros y la suya propia durante el período de reclusión y el momento de la liberación por las fuerzas aliadas, así como la forma en que pudo superar ese trance.

SÍNTOMAS DEL ESTRÉS

Los síntomas que delatan una situación de estrés pueden ser tanto físicos como psicológicos, y pueden llegar a afectar las relaciones sociales y, naturalmente, también la salud. Como ya he mencionado, tenemos una capacidad de adaptación (resiliencia), pero esta varía según el individuo. Cuando se llega a una situación de distrés, el daño que se produce es tal que el cerebro actúa vertiendo en el torrente sanguíneo sustancias que alteran el organismo hasta niveles que son detectables en los análisis. Estos mecanismos del cuerpo se desarrollan para aumentar las probabilidades de supervivencia a corto plazo, no para que se mantenga indefinidamente, tal como sucede en algunos casos.

Un caso leve de estrés puede desencadenar taquicardia, sudoración, dolor de cabeza, insomnio y alteraciones en el apetito. Cuando este estado de «alerta» se mantiene en el tiempo, produce un desgaste en el organismo y puede derivar en patologías tales como trombosis, ansiedad, depresión, inmunodeficiencia, dolores musculares, insomnio crónico, trastornos de atención, alteraciones hormonales, afecciones cardiovasculares, migrañas, diabetes, etcétera.

La capacidad natural de superar la adversidad

Es oportuno detenerse un momento a observar esa magnífica cualidad del ser humano para superar la adversidad, y conocer ciertos aspectos psicológicos y psiquiátricos que intervienen en el proceso.

En el capítulo anterior hemos hecho mención al concepto de resiliencia. El doctor Luis Rojas Marcos, prestigioso psiquiatra afincado en Nueva York, en su libro *Superar la adversidad* nos da una lección memorable para entender y superar aquellos trances que nos sacuden en la vida y nos generan ansiedad o estrés. El ser humano, en esencia maravilloso y perfecto, está concebido desde el principio de los tiempos para adaptarse a su entorno y superar, en la mayoría de los casos, cualquier amenaza o situación que le haga salir de su, llamémosla así, «zona de confort». Estas habilidades, que provienen de una mezcla natural de resistencia y flexibilidad, física y psicológica, combinan elementos básicos innatos en el ser humano y elementos aprendidos y adquiridos a lo largo de los años. Casi todos los individuos, indistintamente de si son hombres o mujeres, niños o ancianos, han sufrido en algún momento de su vida una situación que ha ocasionado un trastorno, pero sus efectos suelen ser pasajeros y, en la mayoría de casos, se superan sin mayor inconveniente. La evolución del ser humano durante los millones de años de existencia es aval de que esta capacidad está patente y viva en el día a día. Por norma general, y a pesar de tener que manejar situaciones amenazantes o peligrosas que generan estrés, los finales buenos son más abundantes que los malos. El problema es que los primeros pasan más desapercibidos por su «final feliz», mientras que los malos perduran con mayor intensidad en nuestra mente, debido, probablemente, a que estos últimos captan nuestra atención y curiosidad y logran conmovernos más. Cada día sale el sol para ponerse al final de la jornada. Cada día realizamos nuestros quehaceres sin percatarnos de todo lo que afrontamos en el día a día, pero si en algún momento un suceso dramático llega a nuestros oídos, aun a través de noticiarios o periódicos, este toma las riendas de nuestra vida tiñéndolas de oscuro y convulsionándonos, cuando no deja de ser un suceso excepcional no habitual. La resiliencia pues, fuera de ser algo inusual, es una capacidad que practicamos en nuestro día a día desde el principio de los tiempos. Para que esta resiliencia funcione adecuadamente es necesario que se den una serie de facultades mentales y emocionales básicas, tales como la buena disposición para las relaciones afectivas, la aptitud para gestionar nuestro mundo interior y, sobre todo, confianza y optimismo.

Nos suceden más cosas buenas que malas, pero estas últimas perduran con más fuerza en nuestra mente

Citando el preámbulo a la Constitución de la Organización Mundial de la Salud, adoptada en Nueva York en julio de 1946: «La salud es un estado de completo bienestar físico, mental y social, y no solamente la ausencia de lesiones o enfermedades... La salud es condición básica para la felicidad, las relaciones armoniosas y la seguridad de todos los pueblos».

Tal como explica el doctor Rojas Marcos, el conocimiento y conciencia de esta aptitud que es la resiliencia puede no solo mejorar la calidad de vida del ser humano, sino que se convierte en un elemento indispensable para poder proteger la salud.

Recomendaciones de higiene física y mental contra el estrés

A la hora de desarrollar la resiliencia mencionada en el capítulo anterior, conviene conocer algunas claves para combatir el estrés y potenciar nuestra habilidad innata para sobrellevar las situaciones adversas.

Está claro que las técnicas que ofrecemos en este manual, o en cualquier otro libro publicado, no eliminarán las causas que originan el estrés. La única labor que podemos realizar es prepararnos para manejar dicho estrés de una manera saludable y eficaz. Es decir, los problemas podrán seguir provocándonos ansiedad, pero está en nuestras manos adquirir las capacidades para manejarnos de forma que esa ansiedad no repercuta de forma perjudicial en nuestra salud mental y física.

CÓMO SUPERAR LOS PROBLEMAS

Aunque en determinados momentos pueda parecer muy difícil, tenemos recursos a nuestro alcance para sobrellevar esas etapas de estrés o ansiedad que nos desestabilizan. A tal efecto, conviene mencionar los seis elementos básicos que el doctor Rojas Marcos cita en *Superar la adversidad*, y que conforman los pilares fundamentales para ejercitar nuestra capacidad innata de manejar el estrés, o lo que es lo mismo, las bases para fomentar la resiliencia.

Conexiones afectivas

Uno de los pilares necesarios para fomentar la resiliencia son las relaciones o, como las llama el doctor Rojas Marcos, las «conexiones afectivas»: esas conexiones que establecemos con las personas de nuestro entorno. Basta con que sea una sola, pero esa conexión fortalece el aspecto intrínsecamente social que tiene el ser humano. Las personas que establecen algún tipo de vínculo afectivo con otras personas tienen muchas más posibilidades de superar adversidades o baches en su vida. El ser humano es un ser social por naturaleza.

En un principio nos movíamos en tribus en las que los individuos velaban por la seguridad de unos y otros para garantizar todo lo posible la supervivencia del grupo. Hoy, no tenemos que ir con una lanza protegiéndonos de fieras y animales peligrosos que amenazan la vida, pero la evolución nos ha ido colocando delante distintos elementos que siguen poniendo a prueba nuestra supervivencia. El hecho de saber que disponemos del apoyo de alguien de nuestro entorno nos genera una sensación interna de seguridad. Cuando somos niños buscamos de forma natural la protección de nuestros progenitores para que nos amparen y, con el tiempo, trasladamos esa sensación, quizá no tanto de amparo físico sino de apoyo mental, a otras personas que no necesariamente tienen que tener un vínculo de consanguinidad.

Las personas con vínculos afectivos tienen más posibilidades de superar las adversidades

Así, es de lo más recomendable y saludable contar con personas cercanas para relacionarnos, comunicarnos y establecer vínculos afectivos y de confianza que nos aporten el apoyo necesario para sobrellevar cualquier situación.

Amor por la vida

Otro de estos pilares mencionados por el doctor Rojas Marcos lo conforma el convencimiento de que vivir merece la pena. Es relativamente sencillo sentirse «razonablemente bien» cuando las situaciones nos son favorables. Tal vez, en ese estado de «todo va bien» podamos plantearnos en algún momento qué pinta el ser humano en el mundo, qué ha venido a hacer. Esos pensamientos pueden arraigarse más profundamente en personas que sientan una especial inclinación hacia la filosofía, pero, en la mayoría de los casos, son reflexiones fugaces que aparecen en nuestra mente, muchas veces sin venir al caso de nada. Sin embargo, cuando estamos en un período incierto de nuestra existencia, cuando existe inestabilidad, inseguridad o cuando nuestros «planes perfectos» se truncan, la pregunta «qué narices hago yo aquí» aparece con fuerza y profundidad en los pensamientos, hasta el punto de convertirse en una idea recurrente.

De nuevo, conviene echar un vistazo al recomendable libro *El hombre en busca de sentido* del psiquiatra Viktor Frankl. Frankl sobrevivió al internamiento durante tres años en los campos de concentración de Auschwitz y Dachau durante la Segunda Guerra Mundial. De sus vivencias extrajo que la búsqueda de la razón de ser de las cosas es el auténtico motor del ser humano. Es por eso que cuando conseguimos encontrar un sentido a nuestra existencia nos sentimos tranquilos, seguros y nos fortalecemos hasta tal punto que somos capaces de superar el dolor y luchar contra las adversidades.

Cada persona tiene una visión distinta y totalmente subjetiva de la vida. Es una visión que muta a lo largo del tiempo, y crece y se desarrolla con la persona, con sus vivencias y experiencias, moldeándola como arcilla. Hay individuos que basan su entendimiento de la vida en teorías filosóficas, mientras que otros se apoyan en creencias religiosas que les permiten asirse, hablando figuradamente, a una barra que les descubre por qué sufrir y por qué vivir. Entre los elementos más relevantes como punto clave de sustento para mantener las ganas de vivir, destaca el amor. También despuntan el miedo universal a la muerte, y tener una «misión que cumplir» o simplemente un espíritu de lucha que no acepta la rendición de ninguna forma.

Es importante reflexionar sobre nuestros objetivos en la vida, sobre nuestros proyectos, inquietudes y sentimientos, pues ellos son el combustible para alimentar la esperanza, el valor y el ingenio que nos convierten en seres únicos.

Necesidad de introspección y autocontrol

Elementos de capital importancia para la resiliencia son, según el doctor Rojas Marcos, las funciones ejecutivas, que son las responsables de manejar los pensamientos, las emociones y la conducta humana. Estas funciones ejecutivas son también las que examinan y evalúan las circunstancias y situaciones de nuestro entorno, analizan los mensajes, establecen prioridades para la toma de decisiones y salvan cada paso necesario para solventar los asuntos que nos ocupan en el día a día y que nos permiten alcanzar aquellas metas que nos establecemos.

Todo ese proceso se lleva a cabo en el cerebro, ese magnífico y sofisticado procesador interno que maneja, a través de los estímulos recibidos por los sentidos, la gestión de los sentimientos y las emociones. A partir de ahí nuestras aptitudes y habilidades nos permitirán generar actitudes y acciones para resolver los entresijos de la vida. El elemento indispensable de las funciones ejecutivas es la introspección. ¿Cuántas veces no nos hemos encontrado enfrascados en un diálogo con nosotros mismos? ¿Cuántas preguntas y respuestas no nos hemos planteado en nuestros momentos de soledad? Esto que parece tan obvio y elemental, esta observación interna, es primordial para tomar decisiones y actuar de forma que podamos salir lo más airosamente posible de cualquier trance. La introspección es algo que debe practicarse con asiduidad, y requiere esfuerzo y práctica por nuestra parte. Su ejercicio nos permite prever, en muchos casos, ciertas situaciones extraordinarias, o anticiparnos a los hechos, permitiéndonos tomar las decisiones más adecuadas.

La falta de introspección, en cambio, puede llevarnos a que no reaccionemos con celeridad ante una situación difícil, y nos demos cuenta tarde de lo sucedido, sin tener recursos para poder adaptar nuestros actos.

Con el tiempo, nuestras habilidades se verán favorecidas, además, por el elemento de la memoria, que es un magnífico banco de datos al que se puede recurrir ante cualquier situación ya vivida, pudiendo rectificar, si es necesario, o modificar una acción de manera que el resultado final sea beneficioso para nosotros. En este punto toma especial relevancia también el autocontrol. Es importante tener un elevado autocontrol que permita analizar en profundidad las situa-

La introspección es primordial para tomar decisiones y salir de cualquier trance

ciones a las que nos enfrentamos, desde decidir si comprar una barra de pan de medio o de cuarto hasta valorar si merece la pena entrar en un conflicto verbal con una persona que pueda habernos dicho algo que nos haya incomodado. El autocontrol sirve no solo como elemento decisivo en la toma de decisiones y en el establecimiento de prioridades, sino que permite frenar el exceso de impetuosidad, y aprender a retrasar y valorar algo que está haciendo mucho daño en la sociedad: la gratificación inmediata, que solo consigue alejarnos de los objetivos de más alto nivel. El autocontrol es un proceso que requiere de la voluntad y de un alto grado de motivación, pero es indispensable ejercitarlo para conseguir un buen equilibrio mental.

Control de mando de nuestra vida

El equilibrio interno, o centro de control, según se explica en *Superar la adversidad*, es otra clave a la hora de conformar la resiliencia. Como hemos mencionado anteriormente, todos somos distintos y todos nos regimos por normas o patrones diferentes, pero hay un finísimo nexo común, que, salvo trastornos graves, está en todos los seres humanos.

El centro de control interno sería el punto de referencia sobre el que una persona basa su seguridad y estabilidad. Este aspecto, que puede parecer muy elaborado y sofisticado, reside en el ser humano desde la más tierna infancia. Es el sustento emocional y físico que nos permite superar cualquier escollo. Voy a poner un ejemplo que, a mi humilde parecer, es representativo de este aspecto. Mi madre me contaba que cuando era pequeña y apenas me sostenía en pie, aprendí a dar mis primeros pasos asida de su dedo, que ella me tendía y al que yo me agarraba con fuerza para no caerme. En mi primer año de vida, y más o menos a la edad que casi todos los bebés empiezan a andar, fuimos a bendecir la palma por Pascua. Mi madre me llevaba del dedo y en la otra mano sostenía mi palma. Pero resultó que cuando me soltó de su mano y me puso la palma en la mía, eché a andar rauda y veloz. Estaba convencida de que iba agarrada a ella pero no era así; en mi interior me sentía segura y avancé con decisión. Desde entonces no tuvieron que darme la mano y ya aprendí a caminar sola. Esta capacidad de mantener el control sobre nuestra vida, la capacidad de resolver por nosotros mismos nuestros asuntos sin depender de elementos externos o de otras personas, puede determinar nuestra existencia. Las personas que sienten que tienen el control sobre los acontecimientos y sobre lo que sucede alrededor, sin proyectarlo en otras personas, tienden a tener una actitud mucho más proactiva que aquellas que sienten que no controlan lo que les sucede, o que lo atribuyen a factores o elementos externos que escapan a su entendimiento o manejo. Por eso, los individuos que tienen un centro de control definido son capaces de hacer frente a las situaciones, por difíciles que estas sean, con cordura, serenidad y seguridad, mientras que los que atribuyen la responsabilidad de su vida al azar o a fuerzas desconocidas suelen ser personas pasivas y resignadas.

El hecho, pues, de saber que podemos ejercer cierto control sobre los acontecimientos que nos suceden es primordial para vencer las emociones negativas, resistir más y ser capaces de afrontar de forma más positiva situaciones estresantes. Hay que conseguir interiorizar ese sentimiento, la capacidad de tomar las riendas de nuestra vida para asumir el control en momentos difíciles, pues será el estímulo necesario para tomar la iniciativa y tratar de dominar la situación en pos de nuestra protección.

Fomentar la autoestima

Dentro de las bases de la resiliencia hay un aspecto que, quizá por no vanagloriarnos, ocultamos bajo capas innecesarias de otras emociones: la autoestima. No nos engañemos, nadie quiere más a nadie que a uno mismo. Si no nos amamos a nosotros mismos difícilmente seremos capaces de extrapolar ese amor. Como reza la frase atribuida a Alejandro Magno: «Conocerse a uno mismo es la tarea más difícil, porque pone en juego directamente nuestra racionalidad, pero también nuestros miedos y pasiones. Si uno consigue conocerse a fondo, sabrá comprender a los demás y la realidad que lo rodea».

No nos importa nada que no sea todo aquello que nos afecta, todo aquello que «tenemos» o todo aquello que somos. Si intentamos describirnos, lo primero que aflora a nuestros labios es «yo». Hay quien vincula necesariamente ciertas posesiones materiales con elementos intrínsecos del ser, elementos que quedan en agua de borrajas una vez despojados de ellos, y la persona queda desprovista de esa supuesta «personalidad» o ego. Como parte de nuestro ser, la autoestima se desarrolla con el crecimiento humano, y tiene mucha relación con las vivencias y experiencias personales. La autoestima crece alimentada tanto por nuestro pensamiento interno como por la influencia que personas de nuestro alrededor puedan aportarle. Como ocurría con el centro de control, debemos tener claro en qué basamos nuestros criterios, saber barajar nuestra propia opinión de nosotros mismos y la valoración o estímulos que recibamos de otros individuos, sean estos positivos o negativos. Ante una valoración positiva fácilmente sentimos una gran sensación de bienestar. No así con las valoraciones u opiniones negativas, que nos sumen en un estado de culpabilidad y frustración y nos generan dudas e inseguridades..

En este punto tenemos que prestar especial atención a la interacción entre estímulos y emociones. La emoción que nos produzca cierto estímulo, sea positivo o no, repercutirá inevitablemente en la autoestima. Por ello debemos ser capaces de observar con atención las emociones que se derivan, pues serán determinantes. La autoestima es un elemento primordial a la hora de enfrentar cualquier inconveniente o problema. Una opinión o valoración propia positiva nos aportará confianza, voluntad y fuerza, pues nos sentiremos valiosos y con un alto grado de satisfacción. Las personas que se valoran a sí mismas son, a su vez, valorados por los demás (siempre y cuando no se caiga en lo conocido como «ilusión de competencia»), por lo que en situaciones extremas, son capaces de sacar fuerzas para superarse aún más si hiciera falta y son capaces de establecer mejores relaciones sociales que las personas con una baja autoestima. Es altamente beneficioso conocer y reconocer nuestras habilidades y limitaciones, pues ello producirá una autoestima saludable y, como decía el teólogo y político Reinhold Niebuhr, nos aportará la serenidad para aceptar las co-

Las personas que se valoran a sí mismas son, a su vez, valoradas por los demás

sas que no podemos cambiar, valor para cambiar las cosas que podemos cambiar y sabiduría para poder diferenciarlas.

Pensamiento positivo

El cerebro, no hay que olvidarlo, es el elemento regulador de todos los procesos que venimos explicando. Él es el encargado de establecer una coherencia entre lo que pensamos y lo que sentimos, así como lo que hacemos. La manera en la que interpretamos el mundo influye indudablemente en nuestro estado de ánimo, y lo mismo ocurre en sentido contrario, es decir, que nuestro estado de ánimo puede influir en el mundo que nos rodea. Los pensamientos positivos nos aportan sensaciones altamente placenteras y agradables, mientras que los pensamientos negativos generan sensaciones desalentadoras, tristes y desagradables. Aunque no lo parezca, el cerebro invierte más energía en generar pensamientos positivos que en generar pensamientos negativos, por eso, las personas con una mentalidad negativa tienen una mayor predisposición a la depresión y a la inactividad, mientras que las personas con una mentalidad positiva muestran una actitud mucho más jovial, alegre y activa, y nuestro cerebro, por ese «ahorro energético», se siente más cómodo enfrascado en los pensamientos negativos que en los positivos.

El tiempo desempeña un papel muy importante en el pensamiento positivo, ya que nos permite valorar los hechos del pasado para explicarlos, entender el hoy y obtener los elementos necesarios para afrontar el futuro. Pensar que el pasado ha sido triste, devastador y desfavorable solo provocará que veamos el presente como una barrera difícil de franquear, y el futuro como algo incierto a lo que tememos sin motivo, pues desconocemos lo que nos depara. Si por el contrario sacamos los aspectos positivos del pasado, aunque las vicisitudes que nos hayan acaecido no hayan sido favorables, se produce una liberación y se reduce el estrés. Eso mismo nos permitirá sacar algo positivo del presente, hecho en el cual nos tenemos que esforzar, por difícil que sea la situación que estamos viviendo, y aunque sea por comparación con otros seres humanos.

La visión y el trabajo en positivo otorga esperanza, que es el elemento primordial para afrontar el futuro, pues predispone a la persona a una actitud mucho más favorable.

PAUTAS ANTIESTRÉS

Antes de pasar a los ejercicios de relajación propiamente dichos, conviene enumerar las recomendaciones básicas que deberíamos seguir en nuestra vida cotidiana para disminuir o evitar el estrés.

- Es importante compartir con alguien de confianza una situación estresante. Ante un asalto en la calle, por ejemplo, es mejor no guardarse ese miedo; o ante un conflicto con otra persona, es mejor hablar y compartirlo con un familiar o un amigo. Eso nos permitirá aliviar la carga emocional y nos permitirá tomar un poco de perspectiva, porque, al verbalizar los pensamientos que nos confunden, la información deja de ser abstracta para convertirse en segmentos manejables que podemos gestionar o metabolizar.
- Si hay un conflicto o problema, lo mejor es resolverlo cuanto antes, hay que evitar que se acumule o cree resentimientos.

- Realizar ejercicio físico. No hace falta convertirse en un atleta de alto nivel, basta con salir a pasear, preferiblemente al aire libre. La luz del sol, el aire limpio y la naturaleza son altamente beneficiosos para nuestro metabolismo. El ejercicio favorece la eliminación de sustancias tóxicas y fortalece el sistema circulatorio y el corazón. En casa se pueden practicar ejercicios de yoga o ejercicios isométricos (en los que trabajamos con el peso de nuestro propio cuerpo), por ejemplo, que no necesitan un espacio con unas características muy especiales y que nos aportarán flexibilidad y tonificación muscular. Al contrario de lo que se pueda pensar, el ejercicio físico no significa esfuerzo, pues el organismo no solo repone la energía gastada, sino que la incrementa considerablemente con los beneficios que aporta. Cuando un cuerpo está en reposo, las necesidades de oxígeno y riego sanguíneo se reducen o son muy escasas, así pues el corazón trabaja a un ritmo bajo, por lo que la sangre discurre con poca potencia y poco alcance. Cuando realizamos ejercicio físico, nuestro cuerpo necesita una mayor oxigenación para activar los músculos, y el corazón aumenta sus latidos y fuerza de bombeo para que la sangre llegue mucho mejor hasta los capilares más pequeños del organismo, aportando los nutrientes y el oxígeno tan necesarios para la vida humana.
- Por otro lado, está comprobado que el ejercicio físico favorece el sueño, elemento indispensable en la gestión del estrés, pues un sueño reparador es necesario para una buena salud física y mental.

- Aquello tan manido de *mens sana in corpore sano* no es un simple aforismo, pues, al aumentar el riego sanguíneo por el ejercicio físico, es mayor el flujo de sangre que llega al gran consumidor del cuerpo humano: el cerebro. Esta mayor oxigenación produce mejor salud mental y funcionalidad. El cerebro necesita activarse para poder dar las órdenes necesarias y mover los grupos musculares que participan del ejercicio físico, estableciendo mayores redes neuronales. Así, el ejercicio físico genera un nivel de «estrés sano» en el cerebro, que permite que se produzcan ciertos procesos orgánicos, como la liberación de endorfinas en el torrente sanguíneo, lo que es un perfecto antídoto contra la tristeza y la depresión.

El ejercicio físico genera un nivel de estrés sano en el cerebro

- La actividad física posee un efecto calmante. Una vez hemos finalizado el ejercicio, la tensión corporal y la presión sanguínea, que han aumentado durante el ejercicio, se normalizan, y cuerpo y mente se relajan.
- Mantener una dieta sana y equilibrada, reduciendo o dosificando los alimentos y bebidas excitantes.
- Dormir adecuadamente y las horas necesarias. El cuerpo y el cerebro se regeneran durante el sueño. Si este es insuficiente o de mala calidad, repercutirá en la salud de forma dañina. De hecho, es durante el sueño cuando el cerebro «saca la basura» y elimina las toxinas acumuladas durante la jornada.
- Procurar disponer de paz y tranquilidad durante las comidas para favorecer la digestión. Además, eso nos permitirá disfrutar y apreciar más los sabores.

- Tomarse tiempo para la relajación.
- Ejercitar y practicar la risa y la sonrisa.
- Ejercitar y practicar el pensamiento positivo.
- Saber organizar la vida y establecer prioridades, fijándonos metas y administrando el tiempo de la manera más rentable y eficiente posible.
- Reducir lo que nos desagrada.

BENEFICIOS DE LAS TÉCNICAS DE RELAJACIÓN

Es cierto que cuando afrontamos responsabilidades, realizamos gran número de tareas, nos acucian los problemas o sufrimos alguna enfermedad o dolencia es difícil mantener la rutina de la práctica de las técnicas de relajación y muy sencillo tender a pasarlas a un segundo plano para dar más relevancia, precisamente, a lo que nos genera ansiedad y nos estresa. Pero si actuamos así querrá decir que estamos pasando por alto los numerosos beneficios que las técnicas de relajación pueden aportar a nuestra salud.

Entre las razones por las que practicar ejercicios de relajación ayudan a reducir considerablemente los síntomas del estrés figuran:

- Disminuye el número de latidos del corazón.
- Desciende la presión arterial.
- Se ralentiza el ritmo respiratorio.
- Aumenta el flujo sanguíneo a los grupos musculares.
- Reduce la tensión muscular y el dolor crónico.
- Mejora la concentración.
- Reduce la ira y la frustración.
- Potencia la confianza para manejar problemas.

Técnicas de relajación para momentos difíciles

En este capítulo he intentado plasmar algunas de las situaciones más habituales y complicadas que a la mayoría de gente puede producirle estrés. Pero, obviamente, no son, en absoluto, realidades exactas y precisas para cada persona, pues cada situación puede contener matices que la hagan muy distinta de uno a otro individuo. Aun así, creo que queda reflejado un amplio abanico de tesituras con los ejercicios correspondientes, que pueden ayudar a reducir el estrés a un buen número de personas que se enfrenten a estos acontecimientos.

Antes de entrar en cada uno de los supuestos, vamos a hacer una parada obligada en un elemento que hay que tener en cuenta en todas las circunstancias. Puede parecer obvio y sin importancia pero, por el contrario, es fundamental en cualquier proceso que implique relajación o alivio del estrés: la respiración.

LA RESPIRACIÓN: FUNCIÓN BÁSICA ANTE EL ESTRÉS

La respiración es el elemento primordial para conseguir una buena relajación. Cuando se produce una situación de estrés, amenaza o peligro, el sistema límbico prepara el cuerpo para reaccionar. Por eso se produce un momento de paralización.

Esa paralización es generalizada y en ella se ve afectada la respiración. Si conseguimos que la detención no se dilate más de lo necesario, controlando el momento y la respiración, nuestro cuerpo actuará de forma más eficiente ante el estrés y dispondrá de más recursos para superar la situación «de amenaza». Tendremos más oxígeno.

Así pues, el primer ejercicio que practicaremos es la respiración controlada, indispensable para todos los ejercicios de relajación, pues es, como hemos dicho, el elemento básico e imprescindible.

Si aprendemos a respirar, conseguiremos controlar muchos momentos de tensión

En general, no prestamos la suficiente atención a un acto tan vital como el de la respiración. Sabemos que estamos vivos y nuestro inconsciente se encarga de que esa función se produzca. Sin embargo, si aprendemos a respirar, aprovecharemos mucho más nuestra capacidad pulmonar y conseguiremos controlar muchos momentos de tensión.

¿Has visto a un bebé respirar? ¿Has podido observar cómo se mueve su abdomen con las inhalaciones y las exhalaciones? Es una respiración de vida, profunda: es la respiración abdominal. En cambio, si te fijas en un anciano, verás que su respiración es superficial, apenas aprovecha la parte superior de sus pulmones, lo que provoca una tensión en los músculos superiores, sobre todo del cuello, por el esfuerzo de respirar.

EJERCICIOS ANTIESTRÉS DE RECURSO INMEDIATO

Tan importante como el control de la respiración a la hora de conseguir una buena relajación es saber encontrar un momento para dedicarle, por poco que sea.

RESPIRACIÓN ABDOMINAL

Buscaremos un lugar tranquilo, sin distracciones. Da igual si estamos sentados o echados, la cuestión es estar cómodos. Cerramos los ojos y apoyamos las manos sobre nuestro vientre. Hacemos una inspiración profunda por la nariz, imaginando que el aire entra y va hacia nuestra coronilla. Automáticamente notaremos que el abdomen se hincha. Mantenemos la inspiración durante cuatro segundos, contando mentalmente cada segundo. Aguantamos el aire durante cuatro segundos más y lo expulsamos por la boca, volviendo a contar cuatro segundos y emitiendo un suave sonido «aaaaahhhhh». Sentiremos como se vacía el abdomen.

Este sencillo ejercicio relaja la tensión, reduce la frecuencia cardíaca y hace que nuestra respiración se torne más pausada.

Aprender a vivir de una forma relajada no es algo que pueda conseguirse en cinco minutos y requiere, como todo, de una disciplina y una práctica continuadas, no tanto por dedicarle horas a la semana, sino por su incorporación de forma natural en el día a día, aprendiendo a ser conscientes de todos los procesos vividos. De esta manera nuestra mente estará siempre preparada y receptiva para los continuos cambios, adversidades o alteraciones que podamos sufrir.

Más adelante en este manual veremos prácticas para llevar a cabo cada día, para adoptar una rutina y unos hábitos mentales saludables que nos permitan vivir con plenitud y lo más satisfactoriamente posible. La idea es probarlas todas, para así encontrar la que nos sea más fácil o cómoda. Sin embargo, ahora nos vamos a centrar en las situaciones excepcionales. No hay páginas en este libro que puedan aglutinar todos los casos que pueden alterar nuestro bienestar mental y/o físico, pero vamos a intentar ofrecer soluciones comunes para superar el impacto inicial. Cada persona tiene una percepción distinta de lo que puede ser una situación «amenazante» o estresante que genera una ansiedad, debido a que cada uno de nosotros tenemos una capacidad distinta de adaptación y unos niveles de sufrimiento y frustración distintos.

Cualquiera de las situaciones que se mencionan a continuación deben afrontarse con serenidad. Bajo un estado de estrés, desesperación, ira o emoción descontrolada, nos será muy difícil manejar adecuadamente el suceso en el que nos vemos envueltos.

Relajación por prescripción médica

Imaginemos que vamos al médico y, tras varias pruebas que denotan que nuestro estado físico no es saludable, nos prescribe, sin más, que lo que debemos hacer es relajarnos. ¡Qué fácil parece!, pero cuando salimos de la consulta se nos plantea el gran problema: ¿Qué hago para relajarme? ¿Por dónde empiezo?

A veces padecemos una afección cardíaca, otras puede ser una sobrecarga muscular y otras, una alteración hormonal debido a un estrés continuado. La medicina podrá paliar los síntomas de ese trastorno, pero está en nuestra mano conducir la situación de la mejor manera posible. Para todos aquellos que estéis o hayáis pasado una situación similar, os recomiendo el ejercicio de relajación básica que se explica detalladamente en el recuadro de la página siguiente. Repetidlo tantas veces como os sea posible a lo largo del día o, al menos, estableced una pauta de repeticiones. Como mínimo se debería llevar a cabo por la mañana y por la noche, antes de acostarnos.

EJERCICIO DE RELAJACIÓN BÁSICA

Cuando se produce una situación de estrés o nervios, el cuerpo reacciona tensando y apretando los músculos, que es la que sigue a la paralización que prepara el cuerpo para la huida.

Recordemos que la respiración es condición indispensable para una buena relajación.

Podemos acompañar esta práctica con música suave. Nos posicionaremos cómodamente, con los ojos cerrados, en un lugar tranquilo. Puede ser sentado o acostado.

Respiramos por la nariz, como en el ejercicio de respiración abdominal (ver la página 37), imaginando que el aire nos llega a la coronilla, y contando al inhalar, al retener el aire y al espirar.

Mientras respiramos, tomamos conciencia del cuerpo... Las manos reposan abiertas, con la palma hacia arriba, sobre nuestros muslos si estamos sentados, o los lados si estamos acostados. Hacemos un recorrido por todo el cuerpo: empezamos relajando los músculos de la cara, el cuello, bajamos a los hombros y los brazos, notamos la oscilación del tórax con las respiraciones y destensamos el pecho y el estómago. Luego seguimos el recorrido por las piernas hasta los pies.

Siempre prestaremos atención a la respiración y podemos acompañar el ejercicio con una frase en voz baja durante el proceso. Por ejemplo: «Tomo aire, me lleno...», y al soltarlo, «siento paz en mi cuerpo». Es importante no distraerse; es un momento para uno mismo en el que nada más existe.

Si nos asalta algún pensamiento que nos distraiga, debemos dejarlo pasar, sin que nos interrumpa el proceso.

Lo ideal es permanecer en este estado unos diez minutos. Después, seguimos en la misma posición y, poco a poco, vamos moviendo manos y pies, abrimos los ojos despacio, y cuando vayamos a incorporarnos nos desperezamos.

El resultado es que nuestro cuerpo ha destensado los músculos, nuestra respiración ha cambiado y nuestra mente ha estado, por un rato, enfocada en una acción.

La práctica y la constancia harán que este ejercicio sea cada vez más sencillo, así que no hay que preocuparse si, al principio, no logramos relajarnos profundamente, lo importante es incorporar esta rutina en nuestra vida, el tiempo hará el resto.

La enfermedad como elemento estresante

La medicina actual cuenta con numerosos recursos para prevenir y curar gran tipo de dolencias y enfermedades, y cada día sigue avanzando en diversas investigaciones para mejorar la calidad de vida de las personas. Aun así, todavía hay gran número de enfermedades, tanto físicas como psíquicas, que siguen siendo un misterio para los médicos. Ciertos diagnósticos pueden significar un duro golpe para una persona, y quebrantar hasta la personalidad del más confiado e imperturbable de los seres humanos. Estos diagnósticos no afectan solo al paciente, sino que repercuten en su entorno al influir en sus relaciones sociales y afectivas, y en el trabajo, impidiendo a la persona disfrutar de los pequeños placeres de la vida. Si además añadimos tratamientos prolongados, dolorosos y penosos, la copa de la resistencia humana puede llegar a desbordarse. Ante tal situación, que puede parecer un callejón sin salida, hay que hacer acopio de valor y echar mano de los testimonios de personas que hayan pasado por una situación semejante, pues serán el referente que nos permitirá atisbar una luz en tan lúgubre momento. No hay que perder de vista el hecho de que muchas personas que han sufrido una discapacidad tras una enfermedad o accidente, han afirmado, aunque pueda sonar paradójico, que se sienten más vivas que antes del suceso, pues han sido capaces de darle un nuevo sentido a su vida. El secreto es, pues, concentrarse en lo que todavía conservan en lugar de aquello que han podido perder.

Es cierto que, visto desde fuera, puede parecer fácil hablar de liberación en situaciones tan dolorosas. De hecho, podría decirse que, a primera vista, resulta imposible. No olvidemos que el mayor objetivo del ser humano es tener buena calidad de vida y vivir sin sufrimiento. Pero tampoco hay que obviar un detalle: la causa del sufrimiento del ser humano es su resistencia a lo que es. Esa resistencia es la no aceptación de la realidad. Está claro que es injusto que tengamos que sufrir, es injusto que suframos de ciertas carencias, pero es la realidad. Para alcanzar la plenitud la solución es aceptar lo que es. Puede ser un camino largo y arduo, incluso doloroso, como hallarse en un laberinto que parece no tener salida. Pero esta se encuentra en la aceptación de la situación. Solo así volveremos a entrar en el ciclo de la vida.

La causa del sufrimiento del ser humano es su resistencia a lo que es. Esa resistencia es la no aceptación de la verdad

La aceptación de la realidad y conseguir cambiar la situación adversa son dos de las metas que se plantean Rosette Poletti y Barbara Dobbs en su libro *Cuaderno de ejercicios para vivir relajado*. La relajación tal vez no elimine la dolencia que se está padeciendo, pero puede aliviar mentalmente nuestra posición ante ella. En el libro de Poletti y Dobbs se menciona un estudio realizado por un grupo de psicólogos sobre la influencia de nuestros pensamientos, incluso a nivel físico: se crearon dos grupos de personas, a uno de ellos le hizo reflexionar sobre temas referidos a la juventud, mientras que el otro grupo tenía que tratar temas relacionados con la vejez. Tras cierto tiempo debatiendo sobre la materia asignada, les hicieron salir de las respectivas salas y midieron el tiempo que tardaban en recorrer el pasillo que les llevaba a la salida. El resultado de dicho experimento mostró que el grupo que había tratado los temas relacionados con la vejez necesitó más tiempo para abandonar el edificio, sus funciones físicas se habían ralentizado.

No olvidemos que nuestro cerebro, cuando no está ocupado procesando información (objetivo para el cual fue concebido), se vacía y utiliza su energía en darle vueltas a temas angustiosos.

Así pues, vamos a practicar para asignarle una ocupación al cerebro que nos permita reducir al máximo esos momentos de darle vueltas a temas desagradables. Un proverbio chino reza así: «Si lo que te preocupa tiene solución, ¿por qué te preocupas?; y si no la tiene, ¿por qué te preocupas?». Una enfermedad o dolencia es lo que es, y sin pretender, ni mucho menos, restarle importancia al asunto, vamos a preparar nuestra mente para mitigar los efectos negativos de ese mal.

Es importante hacer hincapié en que ciertos trastornos pueden disminuir sus efectos secundarios gracias a ejercicios de meditación, como veremos en la segunda parte de este libro. Son numerosos los estudios que han demostrado que la práctica de la meditación reduce o mitiga el dolor y otros síntomas asociados a enfermedades y patologías varias.*

Como remedios rápidos os proponemos unos ejercicios inmediatos y sencillos que permiten relajarse en pocos segundos, o en apenas unos minutos.

* P. D. Randolph, Y. M. Caldera, A. M. Tacone y B. L. Greak, «The long-term combined effects of medical treatment and a mindfulness-based behavioral program for the multidisciplinary management of chronic pain in West Texas», *Pain Digest*, 1999.

- *Ejercicio del bostezo.* Aunque pueda sonar extraño, el ejercicio de bostezar es un magnífico «destensor». No requiere mucha técnica, simplemente hay que pensar en ello; incluso fingiendo primero el movimiento, podemos provocarlo.

  Intentemos que venga de forma natural: pensemos en ello, sentiremos como unas ganas irrefrenables de bostezar nos invaden, dejémonos llevar por esa sensación, haciendo que el bostezo sea cada vez más y más amplio… Las tensiones se deshacen como el humo se disipa en el aire.
- *La risa.* El ejercicio consiste en reír. Podemos recordar una historia graciosa o un chiste, por verde, negro o raro que pueda resultarnos.

  Pensemos en algo que nos inspire la risa, o pongámonos frente a un espejo y dibujemos muecas con la cara. Estas pronto se convertirán en una carcajada que nos levantará el ánimo.

  Este sencillo ejercicio no solo es beneficioso para uno mismo, sino que, como es altamente contagioso (también el del bostezo), vamos a colaborar en la relajación de los que tenemos alrededor.
- *El dibujo del infinito.* Este ejercicio requiere un poquito más de concentración, pero el resultado es altamente beneficioso.

  Nos sentamos cómodamente, con la espalda recta, pero sin tensarnos, vamos a buscar sobre todo la comodidad. Empezamos concentrándonos en la respiración, a nuestro ritmo, en silencio. Sentimos el aire que entra y sale de nuestro cuerpo, una y otra vez. Una vez conseguimos serenar la respiración, imaginamos que en nuestra nariz aparece un lápiz, muy ligero, y con oscilaciones de la cabeza dibujamos frente a nosotros, con ese lápiz, el símbolo del infinito (como un ocho pero en horizontal). Repasamos sus trazos una y otra vez, como si ante nosotros apareciera un papel en blanco y viéramos que se van dibujando los trazos con los movimientos de nuestra cabeza. Tal como vamos haciendo el dibujo, intentamos sonreír, dibujamos sonriendo, siguiendo las oscilaciones. Mantenemos el ejercicio durante unos minutos, y cuando acabamos, basta con borrar mentalmente el lápiz y el papel, abrir los ojos lentamente, y desperezarse como un gato, estirándonos lentamente.

Por unos momentos habremos conseguido centrar nuestro pensamiento en el trabajo realizado, nuestra mente se habrá despejado y el estrés se habrá disipado. El símbolo del infinito está asociado a la estabilidad y el perpetuo comienzo y, acompañado de una suave sonrisa, aporta bienestar a nuestro cuerpo, pues, aunque «forzada», esa sonrisa ha permitido que el cerebro vierta en el torrente sanguíneo sustancias que producen placer.

- *La música como analgésico.* Numerosos estudios (realizados sobre todo en universidades y clínicas americanas) han desvelado los múltiples beneficios de la música para paliar el dolor. Según la IASP (International Association for the Study of Pain), la definición de dolor es la siguiente: «Es una experiencia sensorial y emocional desagradable, asociada a una lesión presente o potencial, o descrita en términos de esa lesión».* No vamos a entrar aquí en los niveles y tipos de dolor, porque hay muchísimos. Una buena parte de las dolencias que afectan a nuestra sociedad llevan implícito el dolor, en cualquiera de sus variantes (cáncer, quemaduras, fibromialgia, dolores crónicos, etc.).

Algunas de estas intervenciones no farmacológicas incluyen la relajación o distracción, la hipnoterapia y la acupuntura

Los analgésicos químicos pueden paliar el dolor, pero la medicina convencional también está dando cabida en los últimos años a tratamientos complementarios que ayudan a los pacientes a superar su trance y aliviar el sufrimiento. Algunas de estas intervenciones no farmacológicas incluyen la relajación o distracción (cambiar el foco de atención del dolor a otra cosa), la hipnoterapia y la acupuntura. Recientemente se han hecho ciertos experimentos en clínicas especializada con realidad aumentada o realidad virtual para ayudar a esos pacientes a cambiar el foco, con resultados muy interesantes. Dentro de la «distracción» destaca el poder de la música como complemento a la medicación contra el dolor.*

No hay una música concreta que alivie el dolor, pues cada uno tiene sus gustos e inquietudes, pero sí es importante hacer una selección de la música que más guste y conecte con sensaciones o recuerdos de bienes-

---

* Oncology Nursing Society, *Palliative Practices From A-Z for the Bedside Clinician*, Pittsburgh (EE.UU.), Leonard Mafrica, 2008.

* *Ibid.*

tar. La música puede ser efectiva en dolores moderados, dado que genera una distracción del componente cognitivo del control del dolor. El hecho de prestar atención a estímulos agradables ocupa la capacidad del sistema de proceso de la información, desviando la atención de la persona de los estímulos causantes del dolor. Por ello también es un recurso altamente utilizado en salas de espera de dentistas, clínicas médicas o en las salas previas a quirófanos: se intenta reducir los niveles de estrés de personas que tienen que ser intervenidas.

Según el tipo de música utilizado, el cuerpo responderá de distinta forma. La música sedante alivia la ansiedad y los niveles de estrés, y como resultado puede hacer disminuir la cantidad de medicación para el dolor, se consiguen períodos de recuperación más cortos y mayor satisfacción en el paciente. Por otro lado, la música estimulante puede ser física y psicológicamente motivadora, aspecto beneficioso sobre todo para pacientes sometidos a algún tipo de rehabilitación.

En el tratamiento del dolor en general, y el de las dolencias cardíacas en particular, son remarcables estos cuatro beneficios asociados a la música como terapia complementaria a la medicación:

- La música sirve de distracción.
- La música puede dar al paciente una sensación de control.
- La música hace que el cuerpo genere endorfinas que mitigan el dolor.

- La música suave relaja a la persona, lo que hace que disminuya la frecuencia cardíaca y ralentice la respiración, y reduce la presión sanguínea.

Como ejercicio concreto, os propongo una práctica muy agradable recomendada por Laurence Levasseur en *50 ejercicios para combatir el estrés*. Con ella vamos a hacer llegar una gran sensación de bienestar a todo el cuerpo. Según vuestro carácter o preferencias, podéis elegir entre dos variantes: o bien dejarse embargar por la sensación de hundirse suavemente en la arena (como si de una playa se tratara), o bien elevarse como si reposáramos sobre una nube. El ejercicio nos lleva a un estado mental de menor vigilancia y mayor relajación en el que aceptamos no dirigir voluntariamente el curso de nuestros pensamientos.

La música sedante alivia la ansiedad y los niveles de estrés, y como resultado puede hacer disminuir la cantidad de medicación para el dolor

Nos tumbamos cómodamente boca arriba, en el suelo, en la cama o en un sofá, extendiendo completamente el cuerpo. Empezamos a concienciarnos de la respiración y la haremos suave, con el abdomen. Tras unas cuantas respiraciones, cerramos los ojos e imaginamos que nuestro cuerpo se hunde lenta y suavemente en la arena, una arena cálida que nos envuelve poco a poco. Sentimos el cuerpo pesado, muy pesado (si optamos por la nube, la sensación será la de ser livianos, ligeros como una pluma). Nos dejamos llevar por esa sensación de hundimiento en la cálida arena que nos acoge y nos envuelve de forma agradable, y acaricia todo el cuerpo. Mantenemos una respiración profunda y lenta mientras sentimos el cuerpo acunado por la arena. Seguimos respirando con el abdomen unos instantes más, tanto como queramos, honda y lentamente, mientras la arena nos mece con su calidez y suavidad, y nos abandonamos a esa sensación. Cuando queramos, abrimos los ojos lentamente, volvemos al presente, pero despacio, sin prisas. Para incorporarnos, nos ponemos primero de lado y luego nos sentamos, sin correr.

Como he dicho, podemos cambiar la sensación de arena por la de flotar en una nube con igual resultado: una gran relajación y una agradable sensación de alivio.

Superar una pérdida (familiar, amistad, etc.)

Entre todas las desgracias que nos pueden acuciar y que podemos considerar como inevitables, se sitúa principalmente la pérdida de un ser querido. Obvio es que si hay algo seguro de la vida es que no vamos a salir vivos de ella. Según las estadísticas, solo en la Unión Europea mueren al día unas catorce mil personas, y en España esa cifra ronda las mil doscientas. Las muertes «previsibles» son duras, pero más o menos asumibles; en cambio, las muertes imprevistas o prematuras son las más difíciles de superar o encajar. En los adultos, la muerte de un hijo suele ser el trance más doloroso, mientras que en el caso de los niños, la muerte de un progenitor es un golpe cruel y aterrador. La inoportunidad de estas muertes son las que hacen que las consideremos tan dolorosas e injustas. El recuerdo del ser querido que ya no está solo deja un enorme vacío, un agujero de soledad y añoranza. Toda pérdida genera un proceso en el que se aprecian, de forma muy general, cuatro fases necesarias: negación, ira, resignación y aceptación.

En los casos de pérdida se abre un largo camino por recorrer, un camino donde las emociones nos llenarán con sensaciones de rabia, de tristeza, de dudas... Pero llega un momento en que debemos pasar página y conservar el recuerdo sin sufrimiento, quedándonos con todo lo que era bueno y hermoso, y con el agradecimiento de todo lo que hemos recibido de quien nos ha dejado.

No existe una técnica infalible que nos permita afrontar una llamada o una notificación en la que se nos comunica una pérdida de un ser querido sin que se produzca dolor y paralización. El primer golpe genera, inevitablemente, una sensación de falta de aire, no poder respirar..., pero debemos seguir respirando, porque, para nosotros, la vida sigue... Precisamente, tras el primer shock hay que intentar respirar controlada y conscientemente, eso nos llevará a la aceptación de la realidad de la pérdida, a sufrir la pena y el dolor emocional, a ajustarnos al entorno sin la persona desaparecida y, finalmente, a reconducir la energía emocional del ser querido hacia otras relaciones.

La persona que amábamos sigue ahí, presente en nuestro corazón, pero nosotros debemos seguir adelante con nuestra vida, reencontrar los sabores del día a día, del tiempo que se nos ha otorgado y de todo lo que aún podemos hacer.

Es muy recomendable compartir las emociones que nos embargan con personas de confianza o, incluso, transcribir esas emociones en un diario. Los grupos de apoyo son también muy eficaces, pues no hay por qué llevar el dolor en soledad. Las personas de nuestro entorno son un gran pilar para sobrellevar una pérdida. Si el proceso se alarga en exceso y no se consigue salir de la situación de pesar, es necesario consultar a un especialista para superar el trance. De nuevo hay que recordar que es altamente recomendable practicar ejercicio físico y alimentarnos bien, pues esos actos ayudan a centrarnos en nuestra salud y bienestar. También hay muchas personas a las que les sienta bien rendir un tributo al ser querido, uniéndose a causas benéficas o apuntándose a actividades como caminatas o maratones.

En estos casos tan extremos, un buen ejercicio es el del observador. La mente nos permite, en situaciones estresantes y de alto impacto desestabilizador, cambiar nuestra percepción. Con este ejercicio marcamos una distancia con respecto a la situación, lo que nos facilita la observación y la toma de decisiones desde una posición en la que nos sentimos relativamente protegidos.

EJERCICIO DEL OBSERVADOR

Cerramos los ojos y nos centramos por unos instantes en nuestra respiración, hasta que esta se serene.

Vemos la situación, totalmente inmersos en ella, pero hacemos el acto consciente de dejar la posición activa para convertirnos en un espectador, un elemento observador que ve la situación de forma externa, como si viéramos una película en la televisión. Desde esa posición podemos modificar mentalmente, como si tuviéramos un mando a distancia, el tamaño y los colores de la imagen, así como el volumen y los sonidos que la conforman. Tomamos distancia y observamos atentamente todo lo que sucede, modificando los elementos que ese «mando a distancia» nos permite cambiar. Permanecemos como observadores unos minutos.

El ejercicio de observación desde la distancia calma las emociones desbordadas y permite volver a la situación real con más serenidad.

Manejar una situación laboral conflictiva

Las crisis económicas, como la que atravesamos mundialmente en la actualidad, generan momentos en los que las emociones se disparan y se exacerban, y la incertidumbre se convierte en el día a día.

Una situación de crisis mundial no es necesariamente condición *sine qua non* para que se produzcan «roces» o conflictos en el ámbito laboral. Desgraciadamente, los conflictos pueden aparecer en cualquier momento, y debemos estar preparados para afrontarlos de la mejor forma posible. Las situaciones que pueden darse son infinitas, igual que las interpretaciones ante las mismas. Si somos conscientes de que bastan nuestras interpretaciones para modificar nuestra actitud, podremos darnos cuenta de que esas interpretaciones también influirán en las actitudes de los demás.

En los ejercicios que propongo a continuación no solo vamos a buscar nuestra propia relajación, sino la anticipación a los hechos, es decir, que reduciremos, gracias a nuestra imaginación, la intensidad de las reacciones emocionales al estrés, preparándonos de antemano a frustraciones, errores y penas susceptibles de ser experimentadas.

Es importante recordar una vez más que el elemento básico de cualquiera de los ejercicios mencionados en este manual es el adecuado control de la respiración. Dicho esto, la siguiente técnica es muy útil cuando alguien nos agrede verbalmente, criticándonos o haciendo un juicio de valor que nos afecta. Muchas veces nos encontramos en la situación de que nosotros mantenemos una actitud positiva pero nuestro interlocutor (sea un superior, un compañero de trabajo o el mensajero que viene a recoger un sobre) no. ¿Cómo aprender a no cuestionar las críticas que nos hacen o los juicios de valor negativos?

Los consejos de Levasseur en *50 ejercicios para combatir el estrés* vuelven a ser útiles. Imaginemos que llegamos a la oficina y que, cosa extraordinaria, lo hacemos con unos minutos de retraso. De camino a nuestra mesa un compañero nos recibe de forma poco menos que desagradable, haciendo hincapié en el retraso: «Mientras otros estamos aquí a la hora y sacando las castañas del fuego, otros saborean las mieles de las sábanas». En lugar de reaccionar enfrentándonos directamente al agravio, imaginemos que no perdemos la calma y que respondemos tranquilamente utilizando suaves escudos, como: «Es posible», «Es tu punto de vista», «Eres libre de pensar lo que quieras», «Es tu impresión». Podemos quedarnos simplemente en ese punto o dar nuestra opinión basándonos en hechos objetivos. Naturalmente, podemos expresar nuestro descontento y hacer saber al otro lo que sentimos, poniéndole en su lugar y haciendo valer nuestros derechos. Pero podemos también desentendernos y decidir que la paz es más importante que el conflicto y que lo esencial de la vida no reside en esos molestos detalles. Esos escudos que hemos alzado nos dejan oír el punto de vista de la persona que nos interpela, pero no le devolvemos agresividad alguna a cambio. Su agresividad ha sido absorbida por la suave protección de nuestras palabras. La cuestión es no provocar una respuesta reactiva. Tenemos nuestros motivos para llegar unos minutos tarde (y si no los tenemos o no son

Esta forma de expresarte con firmeza pero sin los extremos de la agresividad ni la sumisión se llama asertividad

justificados, hemos de saber reconocer también nuestra falta), pero si hay que rendir cuentas, será por el procedimiento correcto, reportando a nuestro superior o a quien corresponda, sin generar un ambiente dañino en el entorno laboral por una reacción descontrolada.

Otra situación que puede darse en el entorno laboral es la de una persona que hace valer, de forma insistente e incluso agresiva, su persistencia. En este caso, Levasseur aconseja aplicar la técnica de la reiteración o repetición.

Imaginemos que estamos en nuestra oficina y hay alguien que parece que quiere hacernos la vida imposible. Siempre viene a distraernos cuando más concentrados estamos, cuando más trabajo tenemos o cuando estamos hablando por teléfono. Es de esas personas que siempre lo saben todo y tienen la necesidad de decirnos qué tenemos que hacer y cómo hacerlo. Insiste hasta tal punto que tu educada declinación de sus sugerencias empieza a enojarle y su tono va elevándose y crispándose por momentos. Ya has verbalizado con tranquilidad y educación que quieres que te deje tranquilo porque no te interesa su sugerencia, y tal vez ya estás a punto de saltar con la reacción que habrías tenido normalmente. Pero sigues en tu estado de tranquilidad, y con amabilidad pero con firmeza utilizas toda una serie de comodines, repitiendo tu posición con los siguientes recursos: «No, no es posible...», «Por mi parte creo que...», «Considero que...», «Te repito que...», «Pues bueno, yo no pienso así...», «Estoy convencido de que...», «Mi decisión es...».

Probablemente tendrás que repetir unas cuantas veces tu respuesta, pero, eso sí, siempre desde la calma. Esta forma de expresarte con firmeza pero sin los extremos de la agresividad ni la sumisión se llama asertividad. Conseguirás desmontar los esquemas del otro.

Un asalto o robo

Todos podemos sufrir las consecuencias de un asalto violento, el cual puede sorprender incluso a un experto en defensa personal. Obviamente, una persona entrenada tendrá un tiempo y una reacción distinta a una persona sin ninguna preparación al respecto. En cualquier caso, la sensación que se siente es de frustración y miedo, incluso a veces un temblor se apodera del cuerpo al revivir la situación ya desde el refugio del hogar. La parte positiva del asunto es que, si estamos leyendo esto, hemos salido vivos y tenemos la oportunidad de seguir adelante con nuestra existencia.

Tras un robo o asalto, la sensación de vulnerabilidad puede llevar a perder el control del cuerpo, como si se perdiera la conexión con él. Por eso, tras una situación tan tremendamente estresante y abrumadora, es imprescindible retomar nuestro centro de control, volver a sentir la vida y ser conscientes de nuestros sentidos. Estos se pueden agudizar, además, con la práctica de un ejercicio que propone Levasseur y que reproducimos a continuación.

Se puede realizar tanto al aire libre, en plena naturaleza (altamente recomendable), como en casa, en un momento de tranquilidad que sepáis que no os van a interrumpir.

Nos situamos, según donde estemos, de pie, sentados o tumbados, y nos acomodamos en esa posición. Empezamos a prestar atención a la respiración, tomando conciencia de las inspiraciones, llevando el aire al vientre, manteniéndolo durante unos segundos, y observando las espiraciones, vaciando del todo el aire que hemos inhalado. Tras unas cuantas respiraciones, empezamos a repasar nuestros sentidos uno por uno. Nos centramos en la vista y miramos. Miramos fijamente un cuadradito de algo que tengamos cerca, sobre la cama, la mesa o incluso en la ropa que llevamos puesta. Observamos detenidamente todos y cada uno de los detalles, la textura del tejido, la forma, los colores, los materiales; luego alzamos la vista para mirar lo más lejos posible en el horizonte, nos fijamos en los matices de color, da igual si se trata de una pared como de la inmensidad del cielo; observamos los movimientos que se puedan producir (una mosca que pase, un pájaro que alce el vuelo) e imaginamos qué puede haber más allá de ese horizonte o de esa pared. A continuación nos centramos en el oído. Escuchamos y prestamos atención a los sonidos que se producen en nuestro entorno más cercano. Independientemente de si estamos en una habitación o al aire libre, escuchamos e intentamos identificar el origen de esos sonidos. La respiración se acompasa a esa percepción y, tras escuchar nuestro entorno más cercano, abrimos los oídos a percibir los ruidos que puedan llegar del exterior, intentando igualmente identificar su origen. Tras esto pasamos al olfato. Inspiramos profundamente, oliendo e intentando percibir los aromas que nos envuelven, identificándolos si es posible. Luego pasamos a prestar atención al tacto. Si estamos de pie, sentimos el suelo bajo los pies, si estamos sentados o acostados, sentimos el asiento o el apoyo sobre el que descansa el cuerpo, las piernas, la espalda. Somos

Tras una situación tan tremendamente estresante y abrumadora, es imprescindible retomar nuestro centro de control

conscientes de los tejidos que rozan nuestro cuerpo. Igualmente, somos conscientes de aquellas partes del cuerpo que no están cubiertas, como las manos o la cara, y sentimos el aire rozándonos la piel, el calor o el frío que nos envuelve. Seguidamente pasamos a escuchar nuestro interior, a sentir los latidos del corazón, los pequeños reflejos que se producen en los músculos, el vaivén de los pulmones y vientre en cada respiración. Por último, poco a poco, volvemos a nuestro estado natural, pero ahora mucho más descansados y tranquilos.

Otro ejercicio altamente recomendable tras vivir una situación desestabilizante consiste en evocar un estado de paz con un anclaje sensorial. Al hacerlo rescataremos un momento feliz de nuestro pasado para sentirlo con toda plenitud.

Empezamos poniéndonos, como siempre, en una posición cómoda y en un espacio tranquilo. Cerramos los ojos y buscamos un recuerdo en nuestra memoria. Tiene que ser un momento en el que nos sintiéramos realmente bien. No tiene que ser un momento de júbilo desbordante, como una fiesta, o la noticia del nacimiento de un hijo, por ejemplo; se trata más bien de evocar un momento de solaz y de paz, un momento que recordemos que nos embargaba el bienestar. Puede ser una imagen de una puesta de sol en la playa, un paseo reconfortante por el campo, una tarde de invierno al calor del hogar con un buen libro. Evocamos ese momento y lo recreamos con todos sus detalles, explorando con los sentidos todo lo que en él sucedía. Con la vista, observamos a las personas, las cosas que nos rodeaban, los colores. Después prestamos atención a los sonidos del lugar, a las palabras que tal vez nos transmitieron esa sensación de bienestar, quizás una música que sonaba en ese momento. Luego repasamos con el olfato los aromas y efluvios, dejando que nos vuelvan a envolver. A continuación experimentamos de nuevo las sensaciones sobre nuestra piel: la temperatura, si hacía sol, si hacía viento, cómo era la superficie sobre la que estábamos. Por último, traemos a nuestro recuerdo las emociones de ese instante, las ideas que teníamos en la mente. Cuando todos estos elementos sean muy, muy vívidos, como si repitiésemos la misma experiencia, es recomendable hacer un gesto que nos conecte con ese recuerdo: una presión leve en la muñeca, en un dedo, en la oreja. Hacemos el gesto mientras percibimos en todo nuestro ser las sensaciones de aquel momento de bienestar. Tras unos segundos manteniendo el gesto, soltamos, disfrutamos un poco más de la sensación de tranquilidad y, poco a poco, volvemos al presente, y abrimos los ojos.

Para que ese «anclaje sensorial» o gesto funcione, tal vez tendréis que repetir el proceso algunas veces, siempre haciendo el mismo gesto, en el mismo sitio. De esta manera, en una situación estresante, al presionar en el mismo lugar, vuestro cuerpo se inundará y evocará con facilidad el momento de bienestar.

«Mis niños me sacan de quicio»

Los niños son adorables, es cierto. Son seductores, dulces, cariñosos, tanto que a veces nos los comeríamos… ¡y otras nos arrepentimos de no habérnoslos comido!

Si tenéis hijos, esa última sensación puede ser que os invada con frecuencia. Los enfados por no querer comer o su insistencia cuando quieren algo pueden sacaros de vuestras casillas, y más si llegáis a casa después de un duro día de trabajo o tras una jornada en la que, por diversos motivos, el agotamiento no da cabida a más paciencia para lidiar con los más pequeños de la casa. Lo primero que tenemos que hacer es no transmitirles nuestra inquietud o estrés gritando al mismo nivel. Los niños son altamente sensitivos a nuestras emociones y pueden contagiarse de ellas.

Los niños son altamente sensitivos a nuestras emociones y pueden contagiarse de ellas

El ejercicio que propongo a continuación es una práctica de relajación en familia. Si los niños son muy pequeños, los tendréis que guiar, y si son más mayorcitos, pueden acompañaros en el proceso.

Os recomiendo que atenuéis las luces y acompañéis el ejercicio con una música suave y relajante, creando así un entorno de lo más apropiado y favorecedor.

Antes de empezar con el ejercicio, como ya sabréis los que sois padres, se requiere echar mucha imaginación. Se pueden hacer visualizaciones con ellos pero tienen que plantearse como un cuento (si son pequeños). Estas prácticas se han demostrado tan eficaces que en algunas escuelas están empezando a incluir la meditación en la educación de los niños. La meditación puede ser una herramienta perfecta para establecer ciertas rutinas de conducta y para conseguir un mayor autocontrol y canalización de la desbordante energía infantil.

Estas prácticas se han demostrado tan eficaces que en algunas escuelas están empezando a incluir la meditación en la educación de los niños

Si el comportamiento de los niños no ha sido bueno, podemos «contarles el cuento» de una bruja, que se quedó como bruja porque de pequeña no se portaba bien. Y, al contrario, podemos buscar el estímulo positivo para que se vean como su héroe o su personaje favorito si su comportamiento es bueno.

Para llevar a cabo la práctica, vamos a utilizar la técnica del *palming* o palmeo que Henri Brunel explica en su libro *Guia de relaxació per als que no tenen temps*. El *palming* no solo favorece la relajación muscular (especialmente en los ojos, que es donde vamos a trabajar ahora), sino que induce una gran relajación mental.

Una vez que tenemos la luz atenuada y hemos puesto alguna música suave que nos acompañe, invitamos a los más pequeños a sentarse cómodamente. Podemos hacer el ejercicio sentados en el suelo, en una silla o echados sobre la cama o el sofá. También va muy bien para relajarse antes de acostarse.

Sentados o echados, cerramos los ojos, invitamos a los pequeños a que hagan lo mismo (los padres pueden tomarse la licencia de abrir los ojos y ayudar a los niños si ven que no hacen bien el ejercicio). Vamos a tener que meternos en el papel del cuentacuentos y hacer que la historia sea interesante. Imaginamos que tenemos un globo en la barriga y que cada vez que cogemos aire, ese globo se hincha, aguantamos un poquito y cuando soltamos el aire, ese globo se deshincha. Repetimos eso unas cuantas veces, con los ojos cerrados y las manos reposando sobre nuestras piernas cómodamente. Luego subimos las manos y, adoptando una forma cóncava, las situamos sobre nuestros ojos (recordad que los papás se lo podéis hacer a los niños si estos son muy pequeños), de manera que los dedos se posicionen por encima de las cejas y lo que cubre el ojo sea la palma de la mano un

El palming *no solo favorece la relajación muscular, sino que induce una gran relajación mental*

poco ahuecada. En este punto empezamos nuestro relato. Es la historia en la que los niños tienen que imaginar que están en un escenario que les sea familiar, un bosque o un lugar que conozcan. El protagonista del cuento es un niño muy, pero que muy guapo, pero un día empezó a portarse mal: no hacía caso a sus padres, no se comportaba bien en el colegio, y con los días, cuando se lavaba la cara cada mañana, empezó a ver que le iban saliendo arrugas y se iba poniendo cada vez más feo. Cuanto peor se portaba, más feo se ponía. Llegó a ser tan, tan malo, que acabó convirtiéndose en un ogro terrible que asustaba incluso a los animalitos del bosque. Cuando el niño se dio cuenta, supo lo que tenía que hacer, porque eso podía cambiarlo, así que empezó a obedecer a sus padres, ayudar a otros niños, hacer los deberes... mientras su cara iba cambiando, y cada vez se volvía más guapo. Los animalitos del bosque corrían a su encuentro para jugar con él y todo el mundo le quería.

Este ejercicio resulta muy efectivo porque porduce una gran sensación de distensión en los ojos

Podemos llevar el cuento a que, si se llegan a portar muy bien, serán tan guapos y buenos como su personaje favorito, alguien con quien los pequeños conecten.

Al final de la historia quitamos las manos de los ojos y, todavía con los ojos cerrados, pensamos unos instantes en lo que somos y queremos ser (los niños).

Los adultos también podemos hacer esta práctica, pero en lugar del cuento, podemos imaginar un lugar en el que nos sintamos bien y en el que las sensaciones nos sean agradables, intentemos percibir el bienestar que ese sitio transmite, con sus sonidos y aromas. Puede ser que en algún momento nos asalten los pensamientos descontrolados, pero tenemos que intentar no prestarles atención, dejarlos pasar con naturalidad y focalizar nuestra atención en ese momento de solaz que estamos disfrutando y con las sensaciones de bienestar, paz y tranquilidad que nos transmite la relajación y la visión de un lugar placentero para nosotros.

Este ejercicio resulta muy efectivo porque produce una gran sensación de distensión en los ojos. Los ojos están permanentemente en movimiento, incluso cuando tenemos los párpados cerrados, y la sensación de las manos suavemente apoyadas aportan un descanso extra para estos órganos tan necesarios, pues el nivel de protección hacia el exterior se ve aumentado por el plus de las manos.

Vecinos insoportables y ruidosos

Nuestro hogar debería ser un remanso de paz, un lugar donde nos sintiéramos bien, a gusto, donde reinara la tranquilidad. Eso es más fácil de conseguir si vives aislado, en medio de un bosque y sin gente en varios kilómetros a la redonda. Pero la mayoría vivimos en ciudades que crecen en vertical, por lo que nos vemos obligados a convivir en hormigueros donde no siempre nuestros vecinos comparten nuestro gusto por el silencio. Muchas veces son ruidos involuntarios e inevitables (algo que se cae, un niño que llora), pero no son pocas las ocasiones en las que tenemos la sensación de que los vecinos viven sin considerar que a su alrededor hay otras personas compartiendo un espacio común.

Relacionado con la convivencia, hay que tener cuidado en no agravar la situación por culpa de los comentarios que otros vecinos hagan sobre una persona especialmente ruidosa. Las habladurías son peligrosas, pues las opiniones vertidas por otras personas no hacen más que contaminar nuestra propia percepción. Si nos dicen, por ejemplo, que el vecino de arriba es una persona antipática y desagradable, y que ha dejado el ascensor lleno de orín de perro al bajar a su mascota a la calle, la próxima vez que lo veamos nos mostraremos en actitud defensiva, nuestro tono de voz será mucho más duro y severo, y expresaremos un alto grado de frustración y enojo. El vecino en cuestión nos responderá en ese mismo tono frío y confirmará el prejuicio. ¡Ojo! Que si el vecino realmente ha sido desconsiderado dejando el orín de su mascota en el ascensor, tampoco hay por qué darle un abrazo la próxima vez que lo veamos. Lo que sí puede hacerse es, desprovisto de cualquier emocionalidad, recordarle las normas de la comunidad e invitarle a que lo recoja la próxima vez que le suceda.

Imaginemos otro caso. Estamos en casa y llaman a la puerta. Es un vecino que nos suelta la caballería porque nuestro coche le invade su plaza de aparcamiento, y nos increpa y amenaza con avisar a la grúa y a la policía.

Utilicemos estos ejemplos para reflexionar sobre nuestra actitud teniendo en cuenta los prejuicios preconcebidos. Naturalmente, puede ser que el vecino que ha dejado que su mascota orine en el ascensor sea un descuidado y un maleducado, pero seguramente, si no hubiéramos prestado atención a las opiniones de otras personas, nuestro tono de voz y nuestras palabras hubieran sido menos agresivos en el encuentro con él.

En el caso del vecino que llama a la puerta, pensemos cómo reaccionaríamos si alguien nos pidiera, sin más, que moviéramos nuestro vehículo. Este ejemplo puede servirnos para darnos cuenta de que, en la mayoría de los casos, son nuestros comportamientos los que pueden provocar ciertas actitudes por parte de los demás. Las etiquetas, los prejuicios, son trampas que provocan los comportamientos que habíamos previsto sin ningún motivo. Estamos hablando de empatía.

Empatizar no quiere decir ceder a los designios de otros y volvernos unas personas sumisas, sino que se trata de una capacidad —que podemos desarrollar— de entender las emociones del otro poniéndonos en su lugar.

La empatía es la capacidad de entender las emociones del otro poniéndonos en su lugar

Esa empatía, llegado el caso de que haya que «tomar medidas», nos permitirá tomar distancia emocional con respecto al suceso acaecido, y nos ayudará a adoptar una actitud aséptica, sin emociones descontroladas, ciñéndonos única y exclusivamente a los hechos.

Ante una situación estresante con un vecino, se puede realizar un ejercicio cuyo objetivo es crear una pantalla que limita el efecto de ese trance que puede desestabilizarnos mentalmente. El ejercicio consiste en desviar la atención del interlocutor que nos increpa agresivamente, centrándonos en elementos periféricos.

Imaginemos pues una situación en que esa persona (el vecino X) nos empieza a gritar porque a nuestro perro se le ha escapado el pipí en el ascensor (obviamente, pensábamos limpiarlo al llegar a casa) y nos dice de todo. En lugar de imaginarnos cómo reaccionaríamos normalmente, contestándole y poniéndonos a su altura, vamos a intentar quitar la atención de la imagen del sujeto, como si se esfumara. Luego se hace lo mismo con su voz, nos alejamos de su voz, dejamos de centrarnos en sus palabras. Finalmente solo nos quedará llevar la vista y el oído hacia los elementos del entorno, miramos y oímos todo lo que nos rodea.

Probadlo siempre que queráis. A veces no hace falta que alguien se ponga agresivo, simplemente puede ser un vecino o vecina que os venga con chismes y habladurías. Alejaos sensitivamente de la persona, crearéis así una pantalla mental de protección.

Relación de pareja insatisfactoria

Cuando estamos enamorados todo es maravilloso, como si todo a nuestro alrededor se configurase de la manera perfecta. Nos sentimos con ánimos renovados y con la sensación de que nada nos puede parar. Eso se debe a que, en un estado de enamoramiento, nuestro cerebro está inundado de hormonas y neurotransmisores que modifican la percepción de la realidad. Ese efecto produce la idealización de la pareja, sentimos una enorme sensación de placer, nos llenamos de energía, estamos pletóricos aunque durmamos solo dos horas, tenemos una visión mucho más positiva de las cosas y del porvenir, y somos incluso más audaces y atrevidos. Pero, como todo, es una situación transitoria. Nada permanece para siempre. El enamoramiento no es eterno, de hecho, muchos expertos coinciden en decir que ese período tiene una duración media de unos tres años. Igualmente, el enamoramiento es un estado que no es unilateral, sino que depende también de la otra persona. Por tanto, requiere de un proceso de trabajo y de consabidas «tareas de mantenimiento» para alimentarlo y mantenerlo. Con el tiempo, quizás al conocer mejor a la pareja, pueden aparecer las discrepancias, y ya no todo será tan maravilloso y perfecto. El enamoramiento decae. En ese momento es importante valorar las causas del declive. Tal vez ha habido descuido en alguna de ambas partes. Si la situación se ha desgastado del todo, si no hay nexos de unión y se ha perdido la ilusión, debe prevalecer el bienestar del individuo. A veces la comunicación en la pareja, por falta de tiempo o por otros elementos, flaquea; se pierde la complicidad y la confianza. Una comunicación clara y sincera, que exprese nuestros sentimientos y sensaciones a la otra persona, forma parte del «mantenimiento». Si definitivamente no hay forma de retomar la comunicación, hay que valorar con total honestidad que, tal vez, esa relación haya llegado a su fin.

El tren de vida acelerado, a veces sin tiempo para uno mismo y para el otro, son un elemento desestabilizador en la vida de pareja. Olvidamos ciertos elementos como el placer y la alegría en detrimento de las numerosas obligaciones y deberes que nos ocupan el día. Pero ese placer y esa alegría son los indicios que demuestran que varias necesidades del organismo están satisfechas.

El psicólogo estadounidense Abraham Maslow (1908-1970) describió una pirámide donde se establece una jerar-

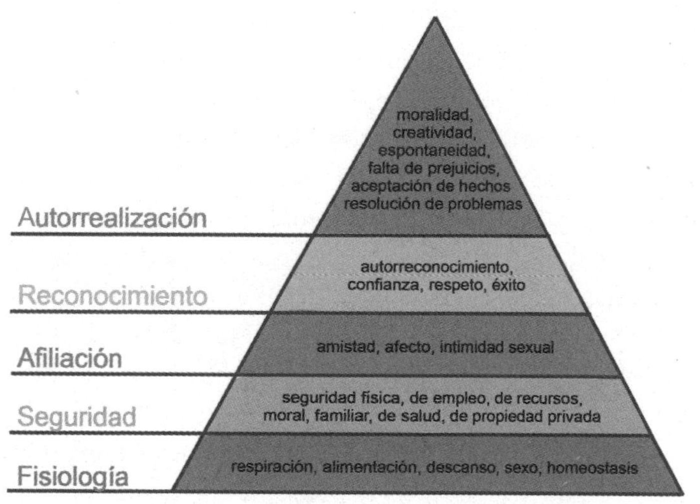

quía de las necesidades humanas. Su teoría defendía el hecho de que conforme se satisfacen las necesidades más básicas, los seres humanos desarrollan necesidades y deseos más elevados.

Las necesidades físicas (aire para respirar, alimentación, agua, descanso) y psíquicas (seguridad, amor, reconocimiento, paz) son elementos cruciales para el bienestar de las personas. Cuando alguno de estos elementos básicos falla o es insuficiente, cuando algunas de esas necesidades elementales no están satisfechas, aparecen el dolor, la tristeza, el miedo o la ira, que son los indicadores o alarmas que señalan que algún elemento está desequilibrando la balanza de nuestro bienestar.

Las necesidades físicas y psíquicas son elementos cruciales para el bienestar de las personas

Os proponemos un ejercicio en pareja. Antes de empezar hay que buscar un momento de paz y tranquilidad, en el que ambos estéis dispuestos a sinceraros y a mostrar vuestras inquietudes. Siempre con tranquilidad. Hace falta lápiz y papel para ambos. Primero, juntos, realizad el «Ejercicio de relajación básica» (ver la página 39). En un entorno agradable, cogeos las manos e iniciad una serie de respiraciones. Tomad aire por la nariz, aguantadlo unos segundos para que se produzca el intercambio gaseoso en vuestros pulmones y luego soltadlo por la boca, vaciando del todo y emitiendo el suave sonido «aaahhhhhh», al expeler el aire. Repetid este proceso tantas veces como sea necesario, hasta que notéis que la tensión se aleja de vosotros y la tranquilidad inunda vuestro ser. Luego, en un papel, haced una lista de las cosas que consideráis deberes que no podéis descuidar y al lado una lista de las cosas que os resultan placenteras. Cuando hayáis acabado, comparad vuestras listas, observad qué parte pesa más, si el deber o el placer, y veréis dónde se produce el desequilibrio que puede estar afectando a vuestra vida. Luego, valorad, de corazón, cómo podéis recuperar ese equilibrio. Si hay un exceso de deberes, tal vez habrá que reconsiderar renunciar a efectuar ciertas tareas, o ser menos perfeccionistas, o tal vez aprender a delegar ciertas funciones. Quizá necesitáis pedir ayuda porque hay cosas que no podéis hacer por vosotros mismos. Si la parte de los placeres es la que más elementos tiene, también puede indicar un desequilibrio. Ambas partes deberían ir a la par. A veces, cuando un placer es excesivo puede ser dañino: por mucho que nos apetezca el mejor manjar, si estamos llenos, puede hacernos daño si insistimos en llevar el placer a su máxima expresión.

Intentar mejorar nuestro equilibrio interno favorecerá la relación, no solo con la pareja, sino también con el entorno.

Terror a las entrevistas de trabajo

Desde que estalló la crisis económica que nos acucia, la frase «Estoy en paro, y no me veo capaz de afrontar una entrevista de trabajo» se oye con más frecuencia de lo que nos gustaría. El trabajo, y el hecho de perderlo por despido o jubilación forzosa, provoca un gran sentimiento de frustración en muchos casos. Por un lado, por la falta de ingresos que consecuentemente se produce, lo que provoca una sensación de inseguridad a la persona, que sufre por ella misma y por su familia. Pero ese sentimiento de frustración y de inseguridad no corresponde única y exclusivamente al aspecto material, sino que va más allá, pues el trabajo constituye también un elemento de identidad personal y social, y atribuye un estatus y una serie de valores a la persona que inciden de forma indiscutible en su autoestima.

En los casos de jubilación forzosa, se suma el inconveniente de que, tras muchos años inmerso en el mundo laboral, se produce un enorme vacío y un sentimiento de no ser útil para la sociedad y para la familia. La sensación de fracaso puede abrumar a la persona; estamos, por fuerza, en un momento de cambio drástico. Manejar ese cambio requiere de un proceso. El enojo y la frustración inicial, mal conducidas, pueden desembocar en una depresión. Es, por tanto, necesario analizar nuestra actitud ante los fracasos. Las personas con una tendencia pesimista ven este tipo de situaciones como algo de lo que son única y absolutamente responsables (lo que en psicología se conoce como personalización), creen que esa circunstancia es generalizada y extrapolable a todos los aspectos de su vida (universalidad) y no le ven el fin (permanencia). Por el contrario, las personas optimistas, que también pueden encontrarse en un trance semejante y sufrir, tienen una visión distinta y proyectan sus fracasos en causas que pueden ser externas a ellos, transitorias y de duración finita, específicas del momento y los acontecimientos sucedidos.

Los optimistas proyectan sus fracasos en causas externas a ellos y de duración finita

Ante cualquiera de las dos formas de afrontar una tesitura, hay que hacer una valoración interna de nuestro estado y actitud. Es conveniente ver si esa situación, objetivamente, se debe a una causa interna o externa; si es una situación permanente o transitoria; y si se trata de un caso universal o concreto. Si ante dicha valoración obtenemos más causas permanentes y universales, quiere decir que se está alimentando la falta de esperanza y no hay motivaciones para salir de ese estado, lo que, según el doctor Rojas Marcos, nos llevaría a una «resignación adquirida».

Es conveniente atribuir esos fracasos a factores que no necesariamente dependen en exclusiva de nuestra responsabilidad, o si no, estaremos minando seriamente nuestra autoestima, que necesitamos como elemento primordial para afrontar el trance.

En la búsqueda de trabajo se pueden enviar cientos de currículos, variarlos para cada puesto, apuntarse a todos los portales de trabajo habidos y por haber, redactar cartas de presentación excelentes, tener mucha experiencia o muchos estudios, pero si no confiamos en nosotros mismos, si no somos conscientes de nuestra valía y de que estamos en el camino correcto, de nada servirá ese esfuerzo y todas esas horas de redacción.

Es conveniente atribuir esos fracasos a factores que no necesariamente dependen en exclusiva de nuestra responsabilidad

Es determinante tener una actitud abierta y positiva. En este sentido, en el libro *Cuaderno de ejercicios para ver la vida de color de rosa*, de Yves-Alexander Thalmann, se menciona un interesante estudio. A un grupo de personas se les preguntó si se sentían afortunadas. Luego se les invitó a contar el número de fotos que aparecían en una revista en la que se insertó un anuncio que decía: «Si lee este anuncio, dígaselo al responsable del estudio y usted ganará 100 dólares». Las personas que se sentían afortunadas tuvieron la capacidad de ver el anuncio y embolsarse los cien dólares, mientras que las personas que se sentían desafortunadas se pasaron horas mirando fotografías, pero sin ver el anuncio. La «suerte» estuvo con los afortunados, con los que tuvieron la mente abierta y supieron aprovechar la oportunidad que se les brindaba, aun de forma enmascarada.

Así pues, vamos a activar nuestra mente con un ejercicio de visualización positiva. Es una práctica que llevan a cabo los deportistas, que necesitan hacer acopio de reservas emocionales y activar toda su persona transformando el estrés negativo en energía útil. Con este ejercicio se dinamiza la mente gracias a la percepción sensorial de éxito: vamos a conseguir el objetivo en el futuro.

En ese estado de «vernos» con el objetivo alcanzado, nuestro cerebro habrá generado las sustancias que generaría en realidad

Para realizar el ejercicio es importante tener un objetivo claro y definido de lo que queremos; no es mala idea transcribirlo en un papel. Nos situamos en una posición cómoda (da igual si sentados o acostados). Cerramos los ojos y empezamos un ciclo de respiraciones, hasta que sean largas y profundas. Luego nos imaginamos que estamos al otro lado del obstáculo: hemos cumplido nuestro objetivo y todo se ha resuelto. En ese estado, experimentamos las sensaciones que nos transmite la situación resuelta, con todo lujo de detalles. Prestamos atención a todo lo que vemos, todo lo que aparece en nuestra vista, las personas, el entorno, las cosas que nos rodean, los colores, todo aquello que podamos percibir con los ojos. Seguidamente escuchamos los sonidos que nos llegan, las palabras, los ruidos... Luego ponemos en marcha el olfato, aspiramos profundamente y llenamos nuestras fosas nasales de los aromas y olores de ese momento. A continuación sentimos en nuestra piel las sensaciones, de frío o de calor, la posible humedad o sequedad del ambiente, si hace viento, la textura del suelo que pisamos. Seguidamente, somos conscientes de las emociones que nos llenan en ese momento de éxito, observamos las ideas que aparecen en nuestra mente con el objetivo alcanzado. Repasamos todas esas sensaciones una y otra vez, durante unos minutos, dejándonos llevar por ellas, disfrutando el momento, y, cuando queramos, volvemos con tranquilidad al momento presente, abrimos los ojos y nos incorporamos lentamente.

El cerebro no distingue entre lo que realmente ve y lo que imagina, por eso, en ese estado de «vernos» con el objetivo alcanzado, nuestro cerebro habrá generado las sustancias que generaría en realidad, aportándonos bienestar y reforzando nuestra confianza y autoestima. Podremos disfrutar del éxito y, a sabiendas del agradable estado que nos aporta, nos generará una energía interna que nos ayudará en la consecución de nuestros objetivos. Es de esta manera como nuestro subsconsciente empieza a trabajar para nosotros para conseguir esas metas anheladas, imaginadas, y en las que estamos trabajando. Nos programamos para ello.

Posturas y ejercicios del cuerpo para el bienestar

Con nuestro pensamiento consciente podemos hacer que nuestro cuerpo haga lo que deseamos. Pero muchas veces ese movimiento que queremos hacer no es tan consciente, es más bien un mecanismo rutinario y sale solo, o bien pertenece a ese grupo de funciones que nuestro cerebro rige sin que pensemos en ello. En estas funciones «incontrolables» entran los latidos del corazón, la respiración, los procesos gástricos y tantas otras tareas, conocidas y desconocidas, que se desarrollan en el cuerpo humano y gracias a las cuales estamos vivos.

Hemos visto en ejercicios previos que, aunque sea un proceso automático del organismo, podemos tomar conciencia de la respiración para mejorarla y optimizar su rendimiento. De la misma forma, a continuación voy a sugerir una serie de posturas que emitirán un mensaje inverso, es decir, vamos a inducir mediante determinadas posiciones un mensaje al cerebro que le haga producir una reacción de bienestar y relajación. Muchas posturas se pueden incorporar de forma natural a los quehaceres diarios, y de eso se trata, ya que así, poco a poco, iréis experimentando sus beneficios. Otras prácticas son ejercicios sencillos que os ayudarán a liberar tensión física y os harán sentir bien.

Un cuerpo estresado está crispado, tenso, se agarrota y se encorva. Entonces, las terminaciones nerviosas que recorren el cuerpo envían un mensaje al cerebro, le dicen: «¡Eh, chico! ¡Estoy tenso, estoy nervioso, me siento amenazado!». El cerebro recibe ese estímulo y vierte al torrente sanguíneo una serie de sustancias que preparan al cuerpo para defenderse de esa supuesta agresión o amenaza (como ya comentamos en la primera parte de este manual). Si es algo momentáneo, pasado el momento de tensión, se produce una liberación y destensión, y todo vuelve a la normalidad. Pero cuando esa situación de amenaza se mantiene, se genera un círculo vicioso en el que cuerpo y mente entran en una vorágine de presión desmedida y descontrolada que desequilibra el sistema químico de nuestro metabolismo.

Vamos a ver, pues, algunas posiciones, algunas de ellas tan habituales que os resultarán de lo más familiares.

RELAJARSE CONDUCIENDO

Cuando conducimos estamos pendientes de un montón de estímulos: de manejar el vehículo, de lo que hace el de delante o el que viene justo detrás, de lo que pasa diez metros por delante nuestro, de lo que nos viene por los laterales. Estamos bajo un estrés considerable. A eso hay que añadir el hecho de que estamos encerrados en un cubículo minúsculo y atados por un cinturón de seguridad. Somos como un animal encerrado, y como tal, nuestras pulsaciones se disparan. Más aún cuando vamos con prisa porque llegamos tarde, hay atasco o surge cualquier imprevisto en la carretera. La conducción por ciudad es la que requiere más atención por nuestra parte, pues los espacios son mucho más reducidos.

POSICIÓN AL VOLANTE

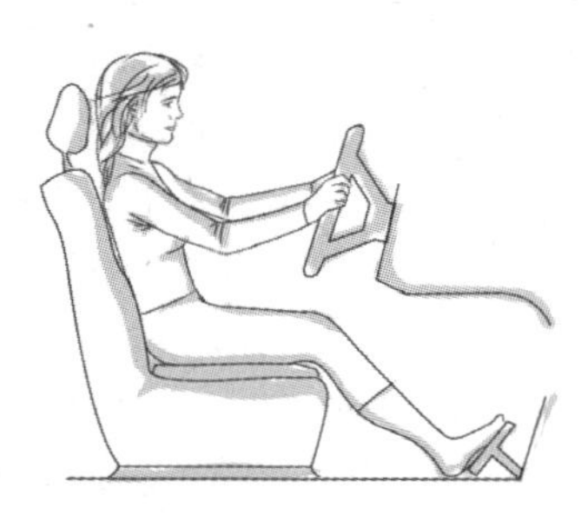

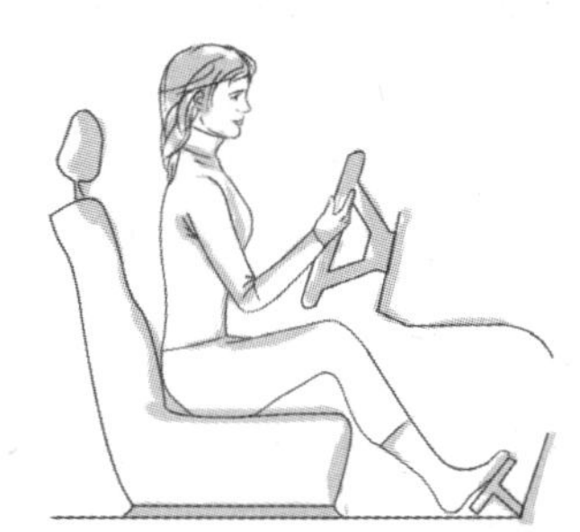

Es importante mantener una posición lo más cómoda posible en el coche: las nalgas deben reposar sobre el asiento sin tensión, la posición al volante tiene que ser segura pero no tensa, y de forma que podamos alcanzar todos los elementos que se usan normalmente sin hacer grandes movimientos. Una posición rígida, cerrada y agarrotada generará aún más estrés y puede incluso entorpecer la conducción.

La ilustración de la izquierda es correcta. Las nalgas y los muslos reposan en el asiento, las rodillas tienen un ángulo de unos 150 grados, la espalda está recostada contra el respaldo y los codos tienen un ángulo abierto y cómodo. La imagen de la derecha muestra una posición de agarrotamiento. La espalda separada del asiento y muy echada hacia delante genera tensión en lumbares, dorsales y hombros; por otra parte, al estar tan doblados, tanto por la posición de la espalda como por las rodillas, que están tan flexionadas que el muslo no toca el asiento, se genera mucha presión en el abdomen, lo que dificulta el buen riego circulatorio y aumenta la presión sanguínea.

Hay que adoptar la posición de la izquierda y, cuando haya una parada, recostar los hombros y la cabeza en el asiento, estirar los brazos y hacer unas respiraciones profundas para descargar la tensión acumulada.

RELAJARSE EN EL TRABAJO

El hecho de que nos tensemos y queramos correr más y hacer más no siempre es garantía de buenos resultados. Por el contrario, es mucho más eficaz trabajar intensamente durante noventa minutos o dos horas y hacer una pausa de cinco minutos. De esta manera regeneramos nuestro organismo, lo oxigenamos y le aportamos energía para seguir haciendo frente a la jornada laboral. Estos sencillos ejercicios os ayudarán a relajaros mental y físicamente por unos instantes para volver a retomar las tareas con energía renovada.

La posición del jefe

Recostados en la silla, con las piernas sobre la mesa, las manos cruzadas detrás de la nuca y la mirada al techo. Resulta que esta posición que asociamos al «jefe», sobre todo por las películas, es una posición magnífica para destensar el cuerpo, y si la acompañamos con la vista hacia el techo, la mente también libera presión y da cabida a la inspiración y a que vengan nuevas ideas.

Liberar tensión y descansar la vista

Todas aquellas personas que están durante muchas horas frente a un ordenador sufren con frecuencia dolores cervicales y, sobre todo, fatiga visual. Por eso conviene hacer unas pausas periódicas que alivien esa fatiga y nos ayuden a seguir adelante en nuestra jornada.

Si estás cerca de una ventana que dé al exterior, levanta la mirada cada tanto hacia esa ventana, mira al cielo y cuenta hasta quince, con la mirada perdida en el cielo. Luego junta las manos entrecruzando los dedos y levanta los brazos hacia el techo, estirando bien. Tras esto, que apenas lleva un par de minutos, puedes volver a tu tarea habitual y repetir el ejercicio cuando la fatiga vuelva a aparecer.

Otra técnica es la del *palming* o palmeo que ya hemos visto anteriormente en este manual (ver la página 58). Simplemente hay que cerrar los ojos, situar las manos sobre los ojos, ahuecando un poco la palma, y cubrir con ella lo que es la zona ocular, una mano para cada ojo, de forma que los dedos estén por encima de las cejas. Eso alivia la tensión ocular, y la calidez de la palma de las manos relaja la vista. Es importante no estar encorvados y mantener la espalda recta. Mientras haces el ejercicio, respira profundamente e intenta imaginar un paisaje o una imagen agradable. De dos a cinco minutos son más que suficientes. Luego, como antes, junta las manos entrecruzando los dedos y levanta los brazos hacia el techo, haz unas respiraciones profundas, y vuelve de nuevo a tus labores.

LEER NO ES SOLO CUESTIÓN DE OJOS

La lectura es un hábito saludable, no solo para nuestro nivel cultural, sino para nuestro estado mental. La lectura puede aportarnos conocimiento, acercarnos a culturas lejanas, transportarnos a tierras desconocidas y sumergirnos en aventuras apasionantes, pero leer no solo es cuestión de ojos. Podemos leer casi en cualquier parte y, gracias a las nuevas tecnologías, ya no hace falta ir cargado con un pesado ejemplar, pues disponemos de lectores electrónicos que nos permiten transportar una biblioteca. Sin embargo, si somos aficionados a la lectura y esta es un hábito para nuestro solaz y esparcimiento, debemos tener en cuenta la posición corporal que adoptamos cuando leemos.

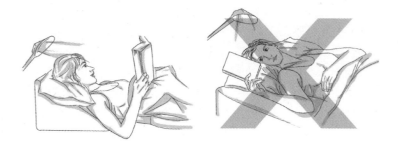

Podemos, efectivamente, leer en cualquier sitio, pero siguiendo unas recomendaciones. Por ejemplo, si leemos en la cama, hay que adoptar una buena posición para que la lectura sea placentera y nos conduzca a un estado de bienestar completo. Así, hay que elevar la parte superior del cuerpo y la luz debe llegar por encima de nuestra cabeza, mientras que el libro, iPad, eBook (para lecturas antes de dormir, la tinta electrónica es mucho mejor, sin lugar a dudas, que la luz de otros dispositivos), o lo que leamos, reposa sobre una superficie que instalamos encima del estómago. Las piernas pueden estar estiradas o ligeramente flexionadas. Si leemos de lado, sujetando el libro con una mano o con la cabeza en posición incorrecta, no solo no nos relajaremos, sino que podemos causarnos un daño muscular.

PASEAR Y RELAJARSE

Un paseo puede ser perfectamente relajante y un método eficaz para eliminar tensiones acumuladas. Si no tenemos la oportunidad de salir a la naturaleza (lo ideal), podemos pasear por la ciudad. Lo que no es recomendable es meterse en un centro comercial o frecuentar sitios donde se produzcan aglomeraciones.

Mi sugerencia es que cuando salgas a pasear lo hagas con la mirada hacia el cielo, vigilando donde pisas, obviamente, pero que la tendencia sea mantener la mirada alta. Esa actitud despeja la mente. Contrariamente, una mirada baja, que mire al suelo, favorece la tristeza.

PRÁCTICAS DE ESTIRAMIENTO PARA HACER EN CASA

En cualquier sala de nuestra casa podemos realizar un par de ejercicios que favorecen la relajación y no nos suponen mucho tiempo.

- *Ejercicio del gato.* Nos ponemos en el suelo a cuatro patas, sobre una colchoneta o con un cojín fino para apoyar las rodillas. Hacemos unas respiraciones profundas y luego alternamos las dos fases del movimiento. Primero arqueamos la espalda, como si fuésemos un gato enfadado, y bajamos la cabeza. Luego cambiamos esa curvatura al revés, bajando el vientre y hundiendo la espalda, y levantando con suavidad la cabeza. Realizamos una docena de veces el movimiento alterno, tal como muestra la ilustración. Al finalizar, la espalda estará destensada y mucho más relajada.

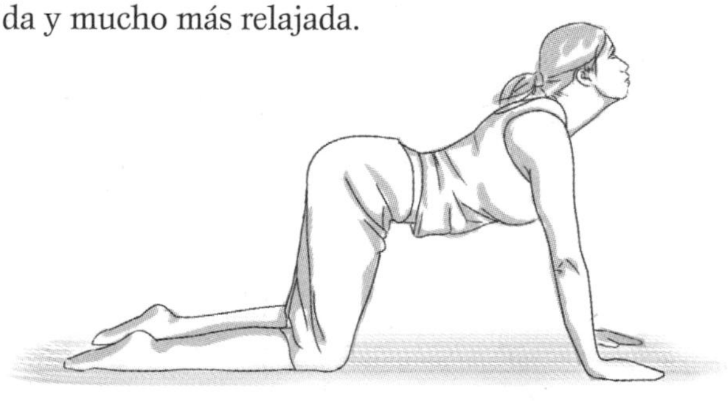

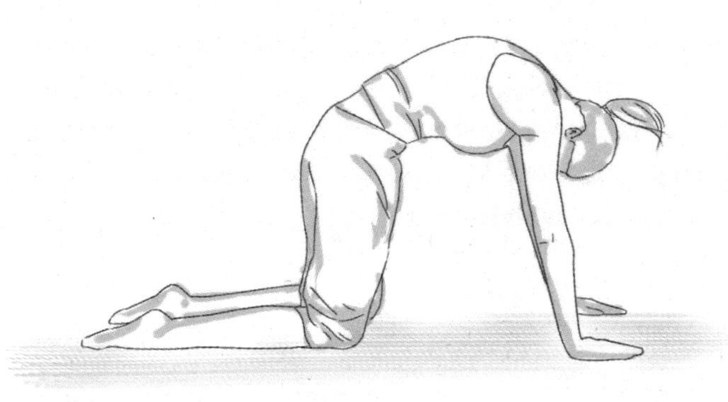

- *Ejercicio de la tortuga.* Nos colocamos de rodillas y nos sentamos sobre las pantorrillas. Doblamos el tronco hacia delante de forma que repose sobre los muslos. Dejamos que la frente toque el suelo y estiramos los brazos por delante de la cabeza, entrecruzando los dedos y dejando que los índices apunten hacia delante, como si fuera una pistola. Mantenemos la posición durante unos doce ciclos de respiración, en los que vamos a intentar mantener una respiración abdominal. Es una posición que induce a la relajación, alivia el dolor de cabeza y desinflama el estómago al estirar todos los músculos.

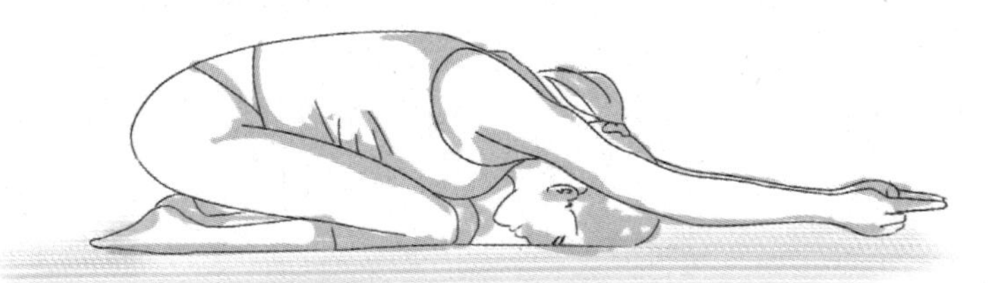

EL SALUDO AL SOL Y EL SALUDO A LA LUNA

Los dos ejercicios que propongo a continuación pertenecen al hatha yoga. Son muy sencillos y tienen grandes beneficios a nivel físico y mental.

El ejercicio del saludo al Sol *(Surya Namaskar)* se acostumbra a realizar por la mañana, mientras que el saludo a la Luna *(Chandra Namaskar)*, al atardecer o anochecer. Su práctica regular tonifica el cuerpo y fortalece músculos, tendones y articulaciones; recoloca los órganos internos y estimula los procesos corporales, mejora la circulación sanguínea y agiliza la mente.

Durante el ejercicio procuraremos marcar un ritmo (suave cuando se es inexperto y más rápido cuanto más avanzada sea su práctica), evitaremos dar tirones y hacer cambios bruscos de postura. En cambio, intentaremos concatenar los movimientos con suavidad, procurando que no se conviertan en algo mecánico: es una práctica para ser consciente de nuestro cuerpo y nuestra mente.

El saludo al Sol consta de 12 asanas o posiciones, y el saludo a la Luna, de 14 (aunque pueden variar según la escuela). Es conveniente realizar dos vueltas, pues así primero se hacen con una pierna y luego con la otra, y participa todo el cuerpo por igual. Según la experiencia del practicante, se pueden hacer más vueltas, pero el mínimo recomendado son dos (una con cada lado del cuerpo).

No conviene forzar ninguna de las posiciones ni tenemos que hacernos daño. Es mejor empezar poco a poco e ir notando como el cuerpo se destensa, y como las articulaciones, tendones y músculos van adaptándose a los distintos movimientos.

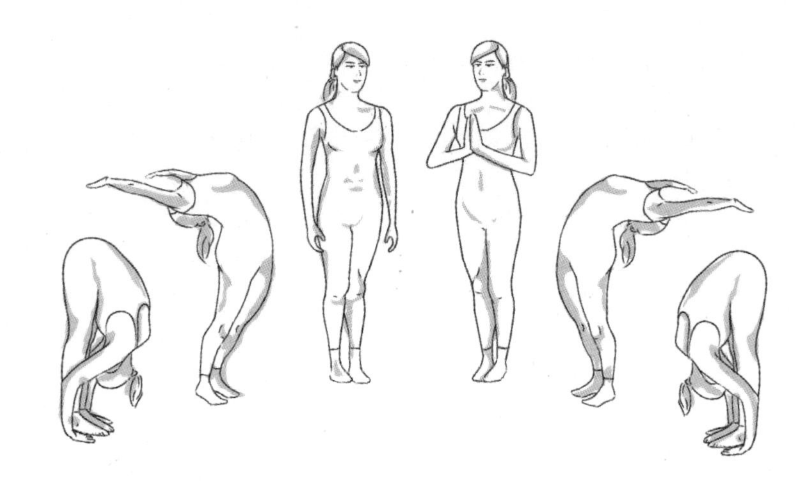

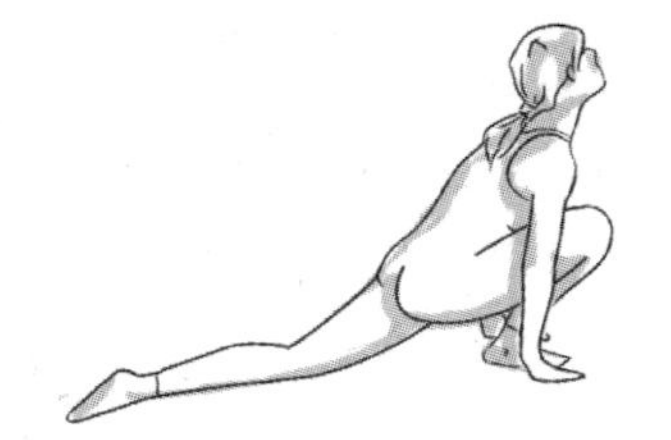

SALUDO
AL
SOL

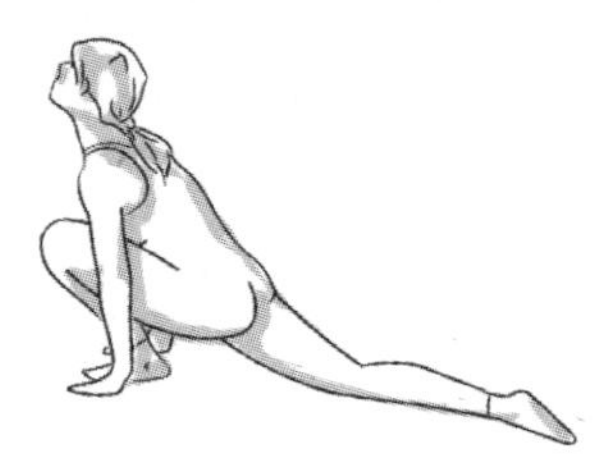

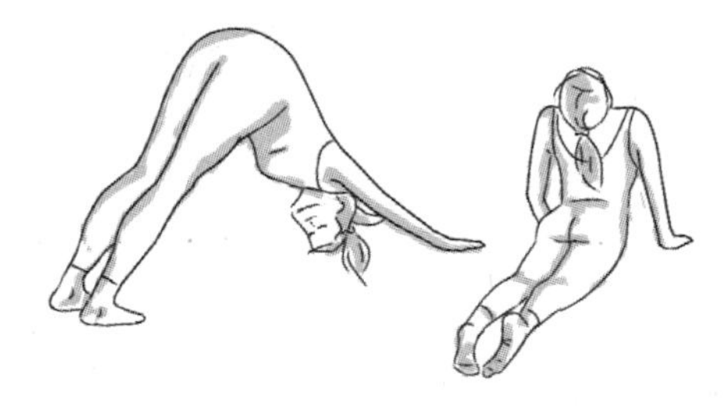

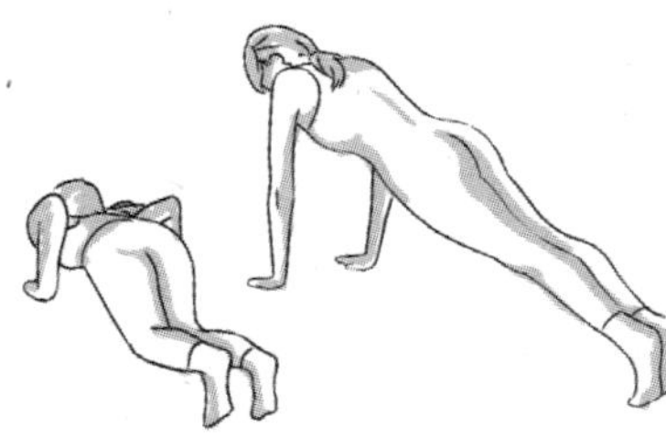

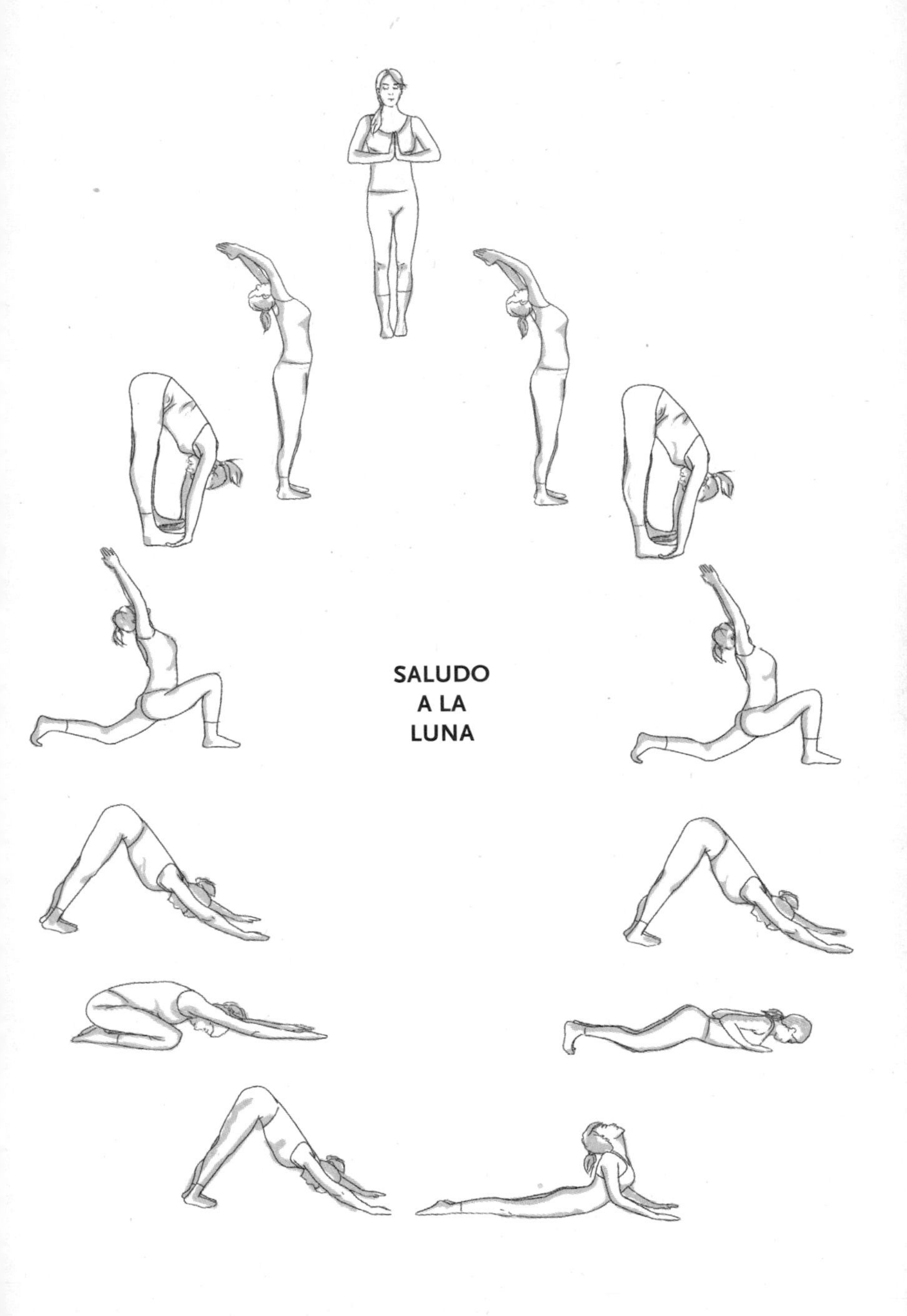
SALUDO
A LA
LUNA

Cuando finalicemos cada uno de los ejercicios, nos echamos en el suelo, boca arriba, con los brazos al lado del cuerpo y las palmas de las manos hacia arriba, las piernas ligeramente separadas.

En esa posición, realizamos unas respiraciones tranquilas y profundas.

La relajación: un hábito para ejercitar a diario

Como ya hemos mencionado en la primera parte de este manual, la relajación es un estado que puede conseguirse con la práctica de unas técnicas que llevan apenas unos segundos, pero también puede alargarse hasta horas, según el ejercicio que se realice. El hecho de alcanzar altos niveles de estrés empuja, irremediablemente, a buscar paliativos inmediatos que hagan descender esos niveles hasta un estado saludablemente aceptable; pero no debemos olvidar que no conviene llegar al extremo, y para eso es altamente recomendable incluir las técnicas de relajación dentro de los hábitos diarios. La práctica continuada hará que los efectos sean mucho mayores y más duraderos, y propiciará una vida sana y feliz.

En esta segunda parte del libro vais a encontrar muchas opciones para aprender a relajaros. Podéis elegir la que más se acomode a vuestros gustos, disposición de tiempo y espacio, y a vuestra comodidad. Todas las prácticas que se encuentran aquí aparecen desprovistas de cualquier envoltorio religioso, fe o dogma. He querido acercaros las herramientas, dejando al margen cualquier mitología o idea que pueda chocar con vuestras propias creencias. Las técnicas de relajación son simple y llanamente ejercicios para llevar a cabo, son procesos para practicar. Si vosotros queréis añadirle algún elemento místico o religioso con el que sintáis afinidad, eso ayudará a la consecución del objetivo final: un estado relajado y saludable.

CONCILIAR EL SUEÑO REPARADOR

El insomnio es uno de los trastornos que pueden aparecer en situaciones de estrés prolongado y, si no se subsana, irá minando la salud mental y física. El sueño repara y regenera (como hemos mencionado anteriormente, durante el sueño el cerebro «saca la basura», elimina toxinas), y si es de mala calidad, provocará estados de mal humor e irritabilidad frecuentes, así como alteraciones a nivel fisiológico.

Cuidar el sueño es indispensable para la salud, por eso vale la pena tomar nota de las recomendaciones que aparecen a continuación para disfrutar de un sueño placentero y reconfortante:

- Es aconsejable eliminar elementos electrónicos de la habitación, como televisores y consolas, y todo aquello que pueda ser un elemento estimulante para nuestro cerebro. Así alejamos la opción de usarlo en las horas de sueño.
- La habitación debe estar fresca y bien aireada. Las temperaturas extremas no son favorables para conciliar el sueño, lo ideal serían unos veintidós grados centígrados.
- Es mejor prescindir de bebidas que contengan cafeína durante las ocho horas previas a acostarse. No solo café, sino refrescos o té. Podemos optar por el café descafeinado o un té sin teína. Las infusiones de tila y valeriana son muy recomendables antes de acostarse por sus efectos relajantes.

- Ciertas medicinas para el dolor o para los resfriados pueden contener cafeína, por lo que conviene consultar con el médico otras alternativas si esos fármacos hay que tomarlos por la noche.
- Es mejor no irse a dormir inmediatamente tras la cena para no interferir en la digestión y alterar el sueño.
- Lo que comemos influye en la calidad del sueño. Algunos alimentos contribuyen a conciliarlo con mayor facilidad. Los alimentos que contienen triptófano, que es un aminoácido que el cerebro utiliza para la segregación de serotonina, ayudan a dormir mejor. El triptófano estimula la producción de serotonina y esta regula, a su vez, la producción de melatonina, que es un inductor natural del sueño. El triptófano abunda en los huevos, los cereales integrales, la leche, los plátanos, la avena, el sésamo o los garbanzos, entre otros.
- Es recomendable evitar el alcohol por la noche.
- Si sois fumadores, tened en cuenta que aunque el efecto de fumar os pueda producir sensación de relajación, la nicotina del tabaco es altamente estimulante.
- Intentad evitar situaciones de tensión o disgustos antes de ir a la cama.
- El ejercicio físico produce un efecto sedante tras su práctica, pero es mejor no practicarlo durante las dos horas previas a acostarse.
- Podemos ayudar a conciliar el sueño tomando un baño caliente con esencia de lavanda para relajarnos.
- Disfrutar de una música suave y relajante y/o leer un libro que nos guste ayudará a que la mente desconecte del ajetreo diario.

- Si no tenemos garantías de disfrutar del silencio nocturno, podemos ayudarnos de unos tapones para los oídos.
- Es importante que la habitación esté bien a oscuras durante el sueño. Puede ayudar una máscara para los ojos.
- Practicar alguna técnica de relajación antes de irse a dormir ayuda a despejar la mente del estrés diario y a conciliar el sueño.
- Irse a la cama antes no es garantía de que vayamos a dormirnos antes. Es mejor acostumbrar el cuerpo a un horario y a un ritmo, incluso los fines de semana.
- Si tenemos la necesidad de echar una cabezadita durante el día a modo de siesta, es mejor que esta no sea excesivamente larga. Lo recomendable es una media hora, así el sueño nocturno no se verá alterado.
- Si una vez acostados no conseguimos conciliar el sueño en unos quince o veinte minutos, es mejor levantarse y hacer algo que nos relaje (leer, dibujar, coser, etc.).
- La ropa de cama tiene que ser lo más confortable posible, con ropa que nos abrigue y nos haga estar cálidos en invierno, y telas frescas en verano. La almohada es un elemento muy importante para conciliar el sueño, hay que encontrar la más adecuada para cada uno.

Ejercicio para facilitar el sueño

Laurence Levasseur, en su libro ya citado anteriormente *50 ejercicios para combatir el estrés*, propone un ejercicio que combina cuerpo y mente, y ayuda a eliminar tensiones para prepararnos para dormir.

Nos tumbamos cómodamente en la cama, boca arriba, cerramos los ojos e iniciamos un ciclo de respiraciones. Inhalamos el aire por la nariz, llenando toda nuestra capacidad, aguantamos el aire durante tres o cuatro segundos y lo soltamos poco a poco por la boca. Procuramos, al coger el aire, ser consciente de la respiración abdominal, bien profunda. Repetimos el proceso unas cuantas veces, hasta que las respiraciones se alarguen y se hagan más largas de forma natural. Llegados a este punto, empezamos a recorrer el cuerpo y a liberarlo de las tensiones del día. Prestamos atención a la frente: la fruncimos durante cuatro o cinco segundos, luego destensamos y notamos como se relaja. Seguidamente, apretamos fuertemente los ojos cerrados, como si quisiéramos cerrarlos aún más fuerte, y mantenemos igual unos segundos para luego soltar y relajar. A continuación apretamos fuertemente la mandíbula. Mantenemos esa tensión unos cuatro o cinco segundos y soltamos. Nuestra respiración es suave, sin prisa. Repetimos el mismo proceso siguiendo el recorrido por el cuerpo. Tensamos hombros, encogiéndolos, para luego soltarlos y relajarlos. Hacemos lo mismo con los brazos, las manos, la barriga, los glúteos, las piernas y finalizamos en los pies. Cuando acabemos de repasar nuestro cuerpo, nos dejamos llevar por una sensación de total y absoluta pesadez, y nos abandonamos a los brazos de Morfeo o, lo que es lo mismo, nos disponemos a disfrutar de un sueño agradable y reparador.

Al contraer y relajar cada grupo muscular, se produce la consiguiente relajación de esa parte del cuerpo. Cuando destensamos todo el cuerpo, la relajación pasa a nuestra mente.

Cuando destensamos todo el cuerpo, la relajación pasa a nuestra mente

AUTOHIPNOSIS

Seguramente alguna vez habréis oído hablar o incluso presenciado algún acto de hipnosis. Pero es probable que la conclusión que sacarais al respecto no sea la más acertada. Es comprensible, dado el mal uso y la mala prensa que se le ha atribuido al relacionar el concepto hipnosis con el *show business*, el cual ha generado falsos mitos gracias a espectáculos que rozan lo deplorable. El circo ha hecho que el aspecto terapéutico de la hipnosis haya quedado desacreditado y generado temor, burla o indiferencia.

Sin embargo, la hipnosis es una técnica muy útil, con múltiples aplicaciones. Se utiliza en el tratamiento de la timidez, las fobias, las adicciones, el control de peso, la indecisión, la falta de concentración, el estrés, la angustia, la tartamudez, para mejorar la autoestima y para implementar habilidades sociales.

La hipnosis es una herramienta que puede generar cambios y potenciar la concentración

La hipnosis debe ser realizada por un profesional y no es aplicable a todo el mundo. Por ejemplo, las personas que padecen epilepsia o enfermedades mentales como la esquizofrenia no deberían someterse a una sesión de hipnosis.

La hipnosis es un estado alterado de conciencia, inducido en un sujeto cooperante. Ese estado alterado no es más que una fase donde la persona ni está dormida ni despierta, sino que se encuentra en una situación receptiva donde todo se intensifica. En ese estado también podemos recordar determinados detalles que conscientemente no se recuerdan. La hipnosis es una herramienta que puede generar cambios y potenciar la concentración, la memoria, la creatividad, la productividad laboral y/o el estudio. Es otra forma de sentirse uno mismo, otra forma de ver el mundo y a los demás. Bajo hipnosis, todo lo que piensa, imagina o siente el sujeto lo hace con mayor intensidad que en el estado de vigilia y, por lo tanto, todo influye poderosamente en el subconsciente.

Ejercicio de autohipnosis

Esta práctica tiene como objetivo conseguir un momento de gran relajación, que es el tema que nos ocupa.

Elegimos un ambiente tranquilo y agradable en el que podamos relajarnos, y con la intimidad suficiente para no ser interrumpidos. A ser posible, deberíamos estar en un lugar conocido, familiar.

El silencio es muy importante. Si no estamos seguros de que tendremos el silencio necesario, se puede utilizar una música agradable y relajante que nos permita sentirnos tranquilos. También es buena idea aromatizar la estancia con sahumerios o con esencias de olor evocador.

Nos ponemos cómodos, aflojando la presión de zapatos, cinturones, corbatas o cualquier prenda que nos apriete.

Podemos hacer el ejercicio sentados en una butaca o sofá cómodos, o bien acostados en posición supina, es decir, boca arriba. Si estamos sentados, dejamos los brazos reposar sobre nuestros muslos, y si estamos acostados, los dejamos a los lados del cuerpo. En ambos casos es recomendable no cruzar las piernas o los pies. Destensamos totalmente el cuerpo y lo dejamos que se acomode a la superficie que hemos elegido para hacer la práctica, nos abandonamos a la comodidad y al descanso.

Empezamos cerrando los ojos y tomando conciencia de nuestra respiración. Observamos las inhalaciones y exhalaciones, y no interrumpimos su curso natural durante unos instantes. Poco a poco, respiramos de forma consciente, intentando llevar el aire al vientre. La respiración se vuelve más profunda. Empezamos por inspirar por la nariz contando cuatro segundos. Luego mantenemos el aire en nuestro interior durante otros cuatro segundos, y lo soltamos en cuatro segundos más. Repetimos este ciclo unas diez o doce veces, o hasta que nos relajamos y empezamos a sentirnos bien, notamos que la actividad frenética de nuestra mente se estabiliza y somos conscientes de que ha disminuido el «ruido interno».

Bajo hipnosis, todo lo que piensa, imagina o siente el sujeto lo hace con mayor intensidad que en el estado de vigilia

Recorremos nuestro cuerpo con la mente, sentimos como se vuelve denso, pesado…, la cabeza se ladea…, los hombros se hunden…, notamos el contacto de la espalda contra la superficie sobre la que reposamos…, los brazos pesan y las manos parecen adormecidas…, las piernas se aflojan y se vuelven también pesadas…, los pies parecen entumecerse…

Empezamos a imaginar un paisaje, por ejemplo, una playa. Nos vemos tumbados en una hamaca mirando el mar azul; notamos el olor salobre de la playa… Seguimos allí y sentimos la brisa marina, una agradable brisa que nos acaricia.

Empezamos a sentir el peso de nuestro cuerpo sobre la hamaca, tenemos conciencia de los puntos de contacto del cuerpo con la misma. Asociamos la respiración a la situación que estamos imaginando para conseguir un estado óptimo de relajación y bienestar. Al inspirar escuchamos el sonido de las olas rompiendo y al exhalar el aire sentimos y oímos como el agua se recoge desde la arena con ese inconfundible sonido de succión. Cada vez nos sentimos más acompasados y en armonía con el entorno imaginado. Respiramos y nos sentimos cada vez más relajados, un profundo sueño se apodera de nuestros miembros. Sentimos la humedad que viene con la brisa y que nos trae la fresca y agradable agua marina. Mientras inspiramos y sentimos el romper de las olas, empezamos a oír claramente el sonido de una gaviota. Levantamos suavemente la mirada y vemos esa gaviota volando mientras sentimos cada vez más el peso de nuestro cuerpo, como si la hamaca formara parte de nosotros. En este agradable entorno sentimos una profunda sensación de paz mientras dirigimos nuestra mirada al horizonte como un sueño que nos llama, que nos atrapa…, y nos abandonamos a un profundo sopor.

Experimentarás una profunda sensación de paz y bienestar mientras descansas con este ejercicio. Disfruta de estos momentos de quietud y aprovecha para liberarte de las tensiones o preocupaciones diarias.

Para salir de este estado nos vamos moviendo poco a poco, primero los pies, luego las manos y el cuello, tragamos saliva… Nos tomamos el tiempo necesario hasta que nos sintamos plenamente despiertos y despejados.

A través de la hipnosis podemos acceder a partes de nuestro subconsciente que nos permiten cambiar hábitos dañinos

No hay que desesperar si al principio no conseguimos el «trance hipnótico» de forma profunda. Con práctica se llegará a ese estado. La hipnosis o trance hipnótico puede suceder, y de hecho sucede, de forma natural muchas veces durante el día. Cuando vamos en el metro, mientras conducimos, en la sala de espera del médico, momentos antes de quedarnos dormidos, justo segundos después de despertar... Sin darnos cuenta la mente se va por unos segundos y, de repente, algo la trae de regreso. Seguramente habéis experimentado alguna de esas sensaciones.

A través de la hipnosis y la autohipnosis podemos acceder a partes de nuestro subconsciente que nos permiten cambiar hábitos dañinos y rasgos de nuestra personalidad para mejorarlos y desarrollar así nuestras mejores capacidades.

LA HIPNOSIS EN LA HISTORIA

Diferentes culturas a lo largo de los siglos han dejado constancia del uso de técnicas que hoy relacionamos con la hipnosis. Por ejemplo, se sabe que en el antiguo Egipto se utilizaban prácticas de alteración de la conciencia, entre otras sorprendentes técnicas y remedios medicinales descritos en el Papiro de Ebers, llamado así en honor al egiptólogo Georg Ebers, a quien debemos su traducción tras comprárselo a Edwin Smith, que lo había desenterrado en Luxor.

En la antigua Grecia también utilizaban este tipo de técnicas en las Casas del Sueño, ligadas a los templos de Asclepio, el dios de la medicina. Los edificios que conformaban estos santuarios incluían salas de ejercicios físicos y estancias especiales para los enfermos. A estos se les hacía pasar primero por ritos de purificación y luego se les conducía a un edificio especial, el *enkoimeterion*, donde se les «aparecía» el dios durante el sueño y les indicaba el tratamiento que debían seguir. Se trataban numerosas dolencias pero, sobre todo, enfermedades psicosomáticas con resultados muy positivos.

También los mayas, los faquires indios, los ritos iniciáticos de los nativos americanos, los magos persas, los brujos africanos y los lamas budistas están registrados en la historia como practicantes de estos estados hipnóticos.

NUESTRO REFUGIO MENTAL: EL PODER DE LA VISUALIZACIÓN

La visualización es una práctica muy recurrida en cualquier técnica de relajación. Puede ser una visualización simple o todo lo compleja que deseemos. Lo importante del proceso es que consigamos que nuestra mente esté concentrada, conscientemente, en el pensamiento o imagen deseados.

Los miles de pensamientos que se acumulan en nuestra mente a lo largo del día, su aparición descontrolada o saltar de uno a otro sin control alguno puede llegar a generar ansiedad y estrés. Manejar los pensamientos no es cosa fácil, pero puede ayudarnos mucho saber centrar nuestra mente en una idea que previamente hayamos decidido.

En el apartado siguiente vamos a proponer una visualización muy sencilla que puede servir para empezar, pero con la práctica, y naturalmente según los gustos de cada uno, podréis realizar las visualizaciones que deseéis y «construir» vuestro refugio mental cómo y cuándo queráis. Eso sí, para dar rienda suelta a la imaginación y hacer el ejercicio, os recomiendo que intentéis que ese refugio mental sea un remanso de paz y tranquilidad.

Ejercicio de visualización

Para la visualización de este ejercicio en concreto hemos elegido una estancia cerrada, pero podemos situarnos perfectamente en una terraza, un jardín o en cualquier lugar que evoque paz, tranquilidad y bienestar. La sensación de relajación tanto física como mental se produce igualmente, lo importante es que cuando evoquemos la imagen del lugar, como un recuerdo, el cuerpo y la mente asocien esa imagen con la sensación de bienestar. El *coach* y profesor de artes marciales Salvador Badillo utiliza este ejercicio en su libro *Bendito karma*.

Buscamos un lugar para colocarnos y unos diez o quince minutos de tiempo en los que sepamos que no vamos a ser interrumpidos. Nos posicionamos cómodamente, ya sea sentados o tumbados. Iniciamos un ciclo de respiraciones para calmar el ritmo respiratorio. Empezamos contando hasta cuatro en la inhalación, contamos hasta cuatro manteniendo el aire y volvemos a contar cuatro en la exhalación. Hacemos unas diez o doce respiraciones controladas y centrándonos en el proceso. Dejamos que la respiración se normalice y se relaje, e imaginamos nuestro espacio deseado. Vamos a visualizar una estancia. Es una especie de salón, con una hermosa chimenea donde arden algunos leños. Es un espacio acristalado y luminoso donde, aunque afuera haga frío, aquí hay una temperatura perfecta. La luz del sol entra por los cristales y notamos su calidez sobre nuestra cara. Recorremos el espacio y sentimos el bienestar que nos produce ese refugio de paz y tranquilidad. Las paredes están pintadas del color que más nos gusta. El mobiliario es sencillo y todo está limpio y despejado. Desde el ventanal divisamos una vista magnífica de un paraje de ensueño. A nuestros oídos llega el crepitar de la leña en la chimenea y de un equipo de sonido nos llega la música que tanto nos agrada y tan bien nos hace sentir. Nuestras fosas nasales se llenan con la mezcla del aroma de la leña y los efluvios de una esencia que

Manejar los pensamientos no es cosa fácil, pero puede ayudarnos mucho saber centrar nuestra mente en una idea que previamente hayamos decidido

nosotros mismos hemos elegido. Nos ponemos cómodos en nuestra sala, ya sea en un diván, sofá o sillón. Nos recostamos y sentimos como nuestro cuerpo se deja llevar por el bienestar y la comodidad. Podemos estar tanto tiempo como queramos, cambiar cosas de sitio, leer un libro, saborear nuestra bebida preferida… Es nuestro tiempo, nuestro espacio y nuestro momento… Cuando hayamos disfrutado de todo eso, poco a poco movemos manos, pies, piernas, cuello, y abrimos lentamente los ojos para volver al presente.

LA PRÁCTICA DE LA RISA Y LA SONRISA

El buen humor es una terapia fabulosa para el bienestar anímico. En la primera parte hemos visto un sencillo ejercicio con la sonrisa para utilizar como recurso rápido para desestresarnos. Hasta en los trances más duros, tristes o tensos, una buena carcajada puede hacer que se reduzca la gravedad de la percepción del hecho acaecido. Hemos citado a Viktor Frankl y las calamidades que sufrió en los campos de concentración nazis. Pues bien, él mismo reconoció que en tan deplorable situación fue consciente de la importancia que tenía el sentido del humor para su supervivencia. Por ello, le pidió a un compañero de barracón que cada día se inventara una historia divertida y que al finalizar la jornada la compartiera con él y otros compañeros.

Cada persona tiene un sentido del humor distinto, por lo que cada uno debe buscar los elementos o situaciones que más divertidos sean para él. Es importante incorporar a la vida cotidiana todo aquello que nos provoque buen humor: un libro de chistes, la viñeta cómica del periódico, una película divertida... Además, no está de más incorporar el hábito de salir de casa con una sonrisa en la cara y en la mente. No se trata de salir con cara de bobo a la calle, pero sí con la experiencia de haberse reído aunque sea un minuto.

En *Bendito karma*, Badillo recomienda lo siguiente: cada mañana, cuando te asees, ponte frente al espejo y ríe. Fíjate en esos ojillos hinchados tras el sueño, el pelo alborotado... Si no sale de forma natural, finge. Finge e imagina hasta que la mueca se convierta en una risa abierta. Haz más muecas. No hay nada mejor que reírse de uno mismo. Lo mejor que se puede hacer es experimentar... y reír.

¡Ah! Y no te preocupes por las arrugas, porque, como dijo el filósofo, humanista y escritor francés Michel Eyquem de Montaige: «Las arrugas del espíritu nos hacen más viejos que las de la cara».

EL PODER DE LA RISA

La risa, la mera sonrisa, el sentido del humor en general, facilitan la descarga de la tensión emocional y crean resistencia al estrés al producirse un distanciamiento psicológico de la situación preocupante. Además, es una herramienta perfecta para conectar con los demás. A Darío Fo, actor y escritor de teatro italiano se le atribuye esta frase: «La sátira es el arma más eficaz contra el poder: el poder no soporta el humor, ni siquiera los gobernantes que se llaman democráticos, porque la risa libera al hombre de sus miedos».

La risa estimula unos quince músculos de la cara, junto con respiraciones espasmódicas y sonidos entrecortados irreprimibles. Una carcajada nos oxigena y alimenta una perspectiva jovial y despegada de la vida. Asimismo, la risa provoca que el cerebro produzca endorfinas, también llamadas «hormonas de la felicidad» por el efecto analgésico y de bienestar que aportan. Un proverbio japonés reza así: «El tiempo que pasa uno riendo es tiempo que pasa con los dioses».

EVOCACIÓN DE ESTADOS ALFA.
LAS ONDAS CEREBRALES

Las ondas cerebrales desempeñan un papel fundamental en la relajación. Antes de explicar qué son y cómo actúan, debemos entender primero que nuestro cerebro funciona básicamente con energía bioquímico-eléctrica.

La potencia eléctrica que genera el cerebro constituye los impulsos mediante los cuales se transfiere la información entre las neuronas y, aunque es una potencia baja, se produce una cantidad enorme de procesos que generan infinitas respuestas. Estos impulsos eléctricos de baja frecuencia fueron descubiertos por Hans Berger (1843-1941), un psiquiatra alemán y profesor de la Universidad de Viena que utilizó un aparato llamado electroencefalógrafo para detectar el potencial eléctrico en el cerebro.

Sabemos que nuestro cerebro emite cuatro tipos de ondas cerebrales: alfa, beta, delta y theta, y que cada una corresponde a un estado psiconeurofisiológico distinto

Berger describió las ondas alfa y theta, mientras que dos científicos ingleses, Adrian Matthews y W. Grey Walter, siguiendo el trabajo realizado por el doctor Berger, descubrieron dos ondas más de menor frecuencia. Así pues, sabemos que nuestro cerebro emite cuatro tipos de ondas cerebrales: alfa, beta, delta y theta, y que cada una de ellas corresponde a un estado psiconeurofisiológico distinto, es decir, nuestra actividad es diferente en cada uno de esos estados y cada uno de ellos produce una reacción química distinta en el organismo, por lo que producen en nosotros unos comportamientos y reacciones diferentes.

- El estado beta se produce cuando estamos despiertos y en plena actividad. Son las más amplias y rápidas de los cuatro tipos de ondas cerebrales, y fluctúan entre 15 y 40 ciclos por segundo.
- El estado delta se produce cuando estamos en un sueño profundo. Su frecuencia oscila entre 1,5 y 4 ciclos por segundo. Si llegaran a cero, sería señal de muerte cerebral.
- El estado theta es el estado en el que se entra, normalmente de forma inconsciente, en el tiempo que precede al sueño nocturno y poco antes de despertar, así como en ciertos estados hipnóticos. En este estado se accede directamente al subconsciente, pudiendo descubrir acontecimientos escondidos, conflictos, así como la actividad de nuestra inventiva y creatividad. La frecuencia de las ondas cerebrales oscila entre 3,5 y 7,5 ciclos por segundo.
- El estado alfa es el que propicia que las ondas oscilen en una frecuencia de 7,5 a 14 ciclos por segundo. Estamos en el límite entre el consciente y el subconsciente, el punto en el que percibimos lo que pensamos y lo que sucede a nuestro alrededor, y tenemos acceso casi directo al subconsciente, donde reside todo nuestro potencial.
- En este estado hay una relajación profunda y una gran sensación de paz y felicidad. Al estar en el límite entre el consciente y el subconsciente, cualquier sugestión será mejor aceptada, pues las «barreras» del consciente y nuestra racionalidad establecen menos filtros a los estímulos que nos puedan llegar.

QUIÉN APROVECHA LAS ONDAS THETA Y ALFA
Ondas cerebrales theta: • Se han detectado entre los seguidores de la filosofía zen, los monjes budistas y los monjes cristianos mientras meditan, oran o cantan. • En este estado es cuando se cree que escritores, músicos o artistas hallan la «inspiración» y las ideas creativas. • Hay audios que emiten este tipo de ondas amplificadas de manera que sean audibles por el oído humano. **Ondas cerebrales alfa:** • Los sacerdotes del antiguo Egipto, algunos ascetas e incluso monjes de la Iglesia católica, con oraciones, inciensos y sonidos monocordes, podían inducir este estado alfa, de manera que los mensajes o sermones calaran en el subconsciente de las personas asistentes a los ritos. • Los chamanes de ciertas tribus conseguían entrar en estados semejantes gracias al sonido rítmico de tambores o campanas.

¿Cómo evocar el estado alfa?

Hay distintas formas de evocación del estado alfa. La meditación, por ejemplo, puede conseguir que las ondas cerebrales tengan esa frecuencia. Pero requerirá cierta práctica, como veremos más adelante.

La música, en cambio, es un elemento que fácilmente puede inducirnos a ese estado. Muchos instrumentos producen vibraciones cercanas a la frecuencia de las ondas cerebrales alfa. Actualmente, en el mercado se pueden encontrar gran número de audios que evocan estas ondas. Las frecuencias son imperceptibles por el oído humano, pero se pueden incorporar en músicas y sonidos. En cualquier caso, se tratará de encontrar una música que sea afín a nuestros gustos.

El mar y el sonido que produce el vaivén de las olas también son elementos evocadores de ese estado.

Si somos capaces de entrar en los estados alfa o theta, podremos potenciar y explotar el rendimiento de nuestras capacidades y habilidades, como el estudio, la relajación, la creatividad, aumentar la memoria, reducir el estrés, mejorar el rendimiento deportivo, reforzar el sistema inmunitario e, incluso, cambiar aspectos de nuestra personalidad para mejorarlos.

REDUCIR LO QUE NOS DESAGRADA Y AUMENTAR LO QUE NOS AGRADA

Ser feliz y sentirse bien no siempre significa hacer lo que a uno le entusiasma. No son pocas las ocasiones en las que nos encontramos ante situaciones que no son, precisamente, un dulce para nuestros labios. Pero la vida es así, a veces nos hace pasar por trances que debemos superar, aunque parezcan gigantes infranqueables. Gracias a nuestras habilidades podremos sortearlos, esquivarlos y seguir adelante. En otras ocasiones, topamos con situaciones desagradables pero que está totalmente en nuestras manos eludir. No se trata de cerrar los ojos y hacer ver que no existe, sino de decidir qué cosas vamos a tolerar que se entrometan en nuestro camino hacia la consecución de nuestros objetivos y cuáles no.

Para dar el paso de reducir lo que nos desagrada y aumentar lo que nos agrada, es necesario hacer una pausa, hacer introspección y analizar profundamente qué es lo que nos ha llevado a un estado anímico en el que nos sentimos agobiados, como si una pesada carga reposara sobre nuestros hombros y nos oprimiera la respiración. Si llega ese momento y nos damos cuenta de ello es que es la hora de «afilar la sierra»: si seguimos adelante con esa gravosa carga, nuestro rendimiento no será el mismo y no hará más que alejar el estado de bienestar deseado. Será como seguir intentando cortar madera con una sierra gastada. Vamos a afilar la sierra, vamos a dilucidar con honestidad y vamos a valorar qué queremos y qué no queremos en nuestra vida. Seguro que hay soluciones, pequeños cambios (o no tan pequeños) que nos pueden aliviar de esa pesada carga. Es el momento de vaciar el armario de ropa vieja para dar cabida a cosas nuevas, cosas buenas. Vamos a dejar entrar lo que sí queremos.

Saber lo que nos gusta es relativamente fácil, basta con sentir esa sensación de alegría que se despierta en nuestro interior ante el estímulo correcto. Pero a veces algo nos disgusta, nos hace sentir mal y nos genera una tensión indeseada, aunque no sepamos bien por qué. Hay cuatro sentimientos que desempeñan un papel muy importante a la hora de tomar la decisión de deshacernos de lo que no nos gusta:

- *El miedo.* Puede ser un miedo real o imaginario, pero está ahí, y está en nuestra mente porque nosotros le hemos dado cabida. ¿Es realmente útil ese miedo? ¿Nos protege de algo? Pensemos en él porque tal vez sea el muro que hay que franquear para alcanzar nuestros objetivos. Los miedos empiezan como un temor y, con el paso del tiempo, al no querer verlos y mirarlos a la cara, van creciendo, alimentados por expectativas y elucubraciones hechas en nuestra mente, nutridos por el entorno y engordados por la mala costumbre que tenemos de pre-ocuparnos en lugar de ocuparnos.

- *Las obligaciones.* Tenemos muchísimas obligaciones y nos sentimos atados a ellas. Son como un yugo que nos oprime el cuello. Pero ¿cuáles son nuestras auténticas obligaciones?, ¿cuáles nos vienen impuestas por otros?, ¿qué obligaciones nos hemos impuesto nosotros mismos? Es el momento de hacernos esas preguntas y valorar las respuestas. Si lo observamos con objetividad (toda la que puede tener un ser humano subjetivo como nosotros), seguro que hay muchas cargas de las que podemos prescindir. Tal vez para librarnos de esas obligaciones prescindibles debamos echar un vistazo antes al elemento culpa y al elemento vergüenza.
- *La culpa y la vergüenza.* La culpa puede ser el motivo que nos impide liberarnos de ciertas obligaciones. El sentimiento de culpa se suele producir cuando pensamos que, con nuestra decisión, podemos afectar o disgustar a alguien. Teniendo en cuenta que no se trata de ser maleducados o hirientes, tampoco hay que caer en el error de practicar una falsa moral. Cuando no somos coherentes entre lo que sentimos, pensamos, decimos y hacemos, se produce una «fractura mental»: algo no está cuadrando. ¿Realmente nos compensa mantener esa incomodidad por el «qué dirán» o «qué pensarán»?

Sí, debemos dedicar un tiempo a la introspección. Hay que favorecer el diálogo interno para contestar esas preguntas con total sinceridad. Hay que plasmarlo, darle cuerpo e, incluso, transcribirlo: ¿qué miedos tenemos?, ¿qué los provoca?, ¿cuáles son nuestras obligaciones y de cuáles podemos prescindir?, ¿qué nos produce ese sentimiento de culpa o vergüenza que nos impide avanzar y sentirnos bien, sin presión y tensión continuas?

Está en nuestras manos tomar las riendas de nuestra vida, aprovechar las oportunidades e incorporar en nuestro quehacer diario las cosas que nos agradan, eliminando aquellas que nos disgustan.

Está en nuestras manos tomar las riendas de nuestra vida, aprovechar las oportunidades eliminando las cosas que nos disgustan

En *Cuaderno de ejercicios para ver la vida de color de rosa*, Thalmann recoge un cuento que ilustra perfectamente esta realidad. Es la historia de un padre y un hijo que tenían que ir del campo a la ciudad en burro. El padre era un hombre muy prudente y cauto, y el hijo era un muchacho que tenía muy en cuenta la opinión de las demás personas.

> El primer día, al amanecer, el padre montó a lomos del burro y el hijo le siguió a pie. Cuando se cruzaban con gente, oían que decían: «Fíjate qué cara tiene ese hombre, él va a lomos del burro y el muchacho tiene que seguirle a pie». Al día siguiente, el padre le sugirió al hijo que fuera él quien montara en el burro, para no ofender a nadie. Así, de nuevo de camino a la ciudad, el hijo iba montado en el burro mientras el padre iba andando a su lado. Pero también a sus oídos llegó el comentario de la gente diciendo: «Qué hijo tan desconsiderado, va él montado en el burro mientras su padre tiene que ir a pie». Ante eso, el padre tomó la decisión de que, al día siguiente, irían los dos a pie y el burro les seguiría. Pero la gente, a su paso, se mofaba de ellos, y decían que parecían tontos por no ir montados en el

burro. Así que, en la siguiente jornada, decidieron ir los dos montados en el burro. Entonces los vecinos los increpaban por su crueldad al sobrecargar al pobre animal con el peso de los dos. Ya desesperados, al día siguiente lo que hicieron fue llevar el burro en brazos entre los dos, lo que les valió que la gente añadiera a la mofa el escarnio, y los trataran de mentecatos por llevar al burro en lugar de subirse a él. Al final, el padre concluyó con la siguiente reflexión: «Hijo, fíjate cómo es la gente, pues hagas lo que hagas siempre buscará un motivo por el que criticarte. Así que mejor compórtate como sientas que debes hacerlo, según tus ideas y convicciones, y no hagas caso de lo que te digan».

Efectivamente, hagamos lo que hagamos siempre aparecerá por algún lado una voz crítica que intente echar por tierra nuestra opinión. Así, hay que buscar la coherencia entre lo que sentimos, pensamos, decimos y hacemos, sin importarnos el qué dirán.

Intentemos responder a las siguientes preguntas y reflexionemos sobre ellas. Es un buen ejercicio para empezar a soltar lastre:

- ¿Por qué estar con personas que nos incomodan y nos hacen sentir mal? Mejor estar con personas que nos hagan sentir bien.
- ¿Por qué hacer tareas que no nos dejan tiempo para nosotros? A veces basta con pedir ayuda o colaboración para disfrutar más de las cosas que nos gustan, no hay nada deshonroso en ello, ni le resta mérito a la labor realizada.

- ¿Por qué no pedir ayuda? Hay especialistas y profesionales que están para eso y no hay que avergonzarse por ello.
- ¿Por qué llenarse la mente de situaciones negativas con programas de televisión plagados de desastres, discusiones, insultos? Mejor ver cosas buenas, instructivas y positivas (cada día suceden acontecimientos maravillosos aunque no salgan en los noticiarios, los cuales prefieren seguir minando nuestra moral y ánimos con negatividad y malas noticias).
- ¿Por qué estar con alguien que no nos respeta, que no nos quiere? ¿No merece la pena arriesgarse? Aquello de «mejor lo malo conocido que lo bueno por conocer» es un error que nos arrastra a la infelicidad.

El ejercicio del héroe

Tras el momento de introspección y con las ideas más claras sobre cuál es nuestra situación, es el momento de pasar a la acción y liberarnos de las adicciones que nos angustian: dejemos de ser miedo-adictos; dejemos de ser obligación-adictos; dejemos de ser culpa-adictos; dejemos de ser vergüenza-adictos.

Nadie dijo que fuera a ser fácil tomar el control de nuestra vida, pero es el momento de hacer de la crisis una gran oportunidad.

El ejercicio del héroe, recogido en el ya mencionado *Bendito karma*, puede ser de gran utilidad.

Buscamos un lugar y un momento en el que sepamos que no vamos a ser interrumpidos. Es un ejercicio que apenas requiere unos diez minutos. Como siempre, nos centramos en la respiración hasta conseguir que sea profunda, relajada. Luego imaginamos una situación estresante o que nos produzca malestar, uno de esos trances que queremos cambiar pero que no nos hemos atrevido aún a afrontar. Lo imaginamos en nuestra mente como si estuviéramos en una película y fuésemos el protagonista principal. Cuando ya tenemos la situación identificada, cambiamos nuestra persona por un personaje al que admiremos por su valentía, su arrojo y su temple. Puede ser un héroe, un actor o un personaje histórico. Entonces dejamos que ese personaje que tiene esas habilidades tan especiales actúe en la situación que hemos imaginado, porque la resolverá con éxito. Luego repetimos el proceso en el que el héroe ha resuelto el problema pero poniéndonos a nosotros mismos en la escena: actuamos como ha hecho el personaje y resolvemos la situación. Poco a poco, volvemos al presente.

Puedes repetir la práctica varias veces, hasta que la sensación de éxito en la resolución del conflicto haya calado hondo y decidas dar el paso en la realidad.

EL ARTE DE SABER DECIR «NO»

Este apartado complementa a la perfección el anterior de «Reducir lo que nos desagrada y aumentar lo que nos agrada». Sin duda, algunos de los factores que nos generan estrés son, como hemos dicho, hacer cosas que no nos gustan. Por tanto, tenemos que saber encontrar el equilibrio entre el sí y el no. Podemos quedar estupendamente si siempre decimos «sí», pero, por quedar bien, vamos a generarnos unas obligaciones que no nos aportarán ningún bienestar, al contrario, generarán más ansiedad que otra cosa. La solución radica, pues, en aceptar aquello que realmente nos motive y rechazar, con amabilidad, todo lo que nos suponga una carga o no nos apetezca hacer.

Saber decir NO es una habilidad que debemos incorporar a nuestra vida. Queremos gustar tanto a los demás que acabamos amargándonos, y todo por no ser capaces de articular una palabra tan simple.

Decir «no» en un momento dado puede aportar una maravillosa sensación de libertad

Podemos expresar nuestro deseo con toda la firmeza, educación y buenas palabras que sepamos utilizar. Se puede hacer de palabra o por escrito, pero es necesario haberlo decidido con tranquilidad y expresarlo firmemente, sin excusas. Expresar nuestros sentimientos es algo saludable, y estamos en nuestro derecho de discernir y elegir qué queremos en nuestra vida.

Decir «no» en un momento dado puede aportar una maravillosa sensación de libertad, aunque no siempre será la palabra que espere nuestro interlocutor. Pero ese ya no es nuestro problema, sino que es asunto de la otra persona y de las expectativas que se ha creado sobre nuestros compromisos. Puede ser que, de entrada, nuestra decisión no sea bien aceptada. Pero, tal como aconsejan Poletti y Dobbs en su *Cuaderno de ejercicios para vivir relajado*, debemos demostrar integridad a la hora de enfrentar la situación, entender su posición pero no dejar que ello nos afecte a nivel emocional.

Pasos para resolver un conflicto

No es fácil rechazar una propuesta o mostrar disconformidad con algún asunto planteado por otra persona, pero, como ya se ha explicado, hay que preservar nuestra salud mental. A continuación expongo algunos consejos-fases que pueden ayudar a resolver este proceso de la forma más eficaz y asertiva:

- *Prepárate para una conversación neutral*, siente tus emociones y espera a que la otra persona esté menos reactiva y más receptiva.
- *Comunica* tu mensaje con pocas palabras y lo más directo posible, sin sarcasmos, condescendencia o juzgando. Ayuda a que la interacción sea positiva.
- *Sé respetuoso*, deja a la otra persona el tiempo suficiente para que pueda responder sin presión.
- *Escucha reflexionando*, si la persona responde a la defensiva, valida sus sentimientos.
- *Reafirma tu mensaje*, continúa enfocando el asunto inicial, no te descarriles.
- *Rechaza* la pérdida de control, utiliza la atención reflexiva para disminuir así la emoción, pelear o discutir. Valida (por ejemplo, «sí, te entiendo»). Se necesitan dos personas para que el problema se intensifique. No participes.
- *Céntrate en la solución*, sin exigir que la persona responda como tú. Porque tú has sacado el tema y, probablemente, has estado pensando sobre eso y resuelto algunos aspectos de la situación. Por lo tanto, es importante que facilites su participación en la resolución del problema para que él o ella no se sientan que están siendo atacados.
- *Cuida tu actitud* y tu lenguaje no verbal. Establece contacto visual, ofrece una postura corporal abierta, ten en

cuenta tus gestos y expresiones faciales y utiliza un tono de voz moderado y tranquilo. Otras variables incluyen la sonrisa, saludar con la cabeza y animaciones apropiadas.

- *Cierra* la conversación con una actitud positiva, utiliza una especie de cierre: «disfruté realmente de la charla...».

REFLEXIONAR SOBRE LAS PRIORIDADES

Este apartado nos llevará no exactamente a un ejercicio, pero sí a una práctica de la introspección, de la que ya hemos hablado en la primera parte de este manual. La introspección no solo ayuda a gestionar nuestros pensamientos y emociones, sino que permite tomar decisiones sobre lo que nos sucede en el día a día, por tanto: definir las prioridades.

Nosotros guiamos nuestra nave. Es hora de tomar el timón y poner rumbo en dirección a la salud y la felicidad

No podemos esperar a que las circunstancias cambien y sean favorables según nuestro criterio. Somos el eje de nuestras vidas, nosotros guiamos nuestra nave, así que es hora de tomar el timón y poner rumbo en dirección a la salud y la felicidad.

Como bien dice el comunicador James Arthur Ray: «Debemos retornar al invisible e ilimitado mundo de los pensamientos y sentimientos, y elaborar en él los cambios que deseamos».

Os propongo, a continuación, reflexionar con una fábula que tiene mucho que ver con el tema que nos ocupa de las prioridades.

Un profesor en su clase de filosofía, sin decir palabra, coge un frasco enorme de mayonesa vacío y procede a llenarlo con pelotas de golf. Luego les pregunta a sus alumnos si el frasco está lleno. Los estudiantes están de acuerdo en decir que sí. El profesor coge una caja de canicas y las vacía entre las pelotas de golf. Vuelve a preguntar a su clase si el frasco está lleno y ellos vuelven a decir que sí. Entonces toma una caja con arena y la vacía dentro del frasco. Por supuesto, la arena llena todos los espacios vacíos y el profesor pregunta nuevamente si el frasco está lleno. En esta ocasión los estudiantes responden con un sí más contundente. Entonces el profesor agrega dos tazas de café al contenido del frasco y, efectivamente, llena todos los espacios vacíos entre la arena. Los estudiantes ríen en esta ocasión. Cuando la risa se apaga, el profesor dice: «Quiero que se den cuenta de que este frasco representa la vida. Las pelotas de golf son las cosas verdaderamente importantes: la familia, los hijos, los amores, los amigos, la salud, todo lo que nos apasiona. Son cosas que, aun si perdiéramos todo lo demás y solo quedaran estas, nuestra vida todavía estaría llena, aún tendría sentido. Las canicas son las otras cosas que importan, como el trabajo, la casa, el coche, etc. La arena es todo lo demás, las pequeñas cosas. Si primero pusiéramos arena en el frasco, no habría lugar para las canicas, y menos para las pelotas de golf. Lo mismo ocurre con la vida. Si gastamos todo nuestro tiempo y energía en pequeñas cosas, o en cosas que no nos llenan, nunca tendremos lugar para las cosas realmente importantes.

»Conviene prestar atención a las cosas que son cruciales para nuestra felicidad. Siempre habrá tiempo para terminar ese informe de la oficina y siempre habrá más trabajo. Ocupémonos de las pelotas de golf primero, de las cosas que realmente

> importan. Establezcamos nuestras prioridades, el resto es solo arena...». Uno de los estudiantes levanta la mano entonces y pregunta qué representa el café. El profesor sonríe y dice: «Qué bueno que lo preguntes. Solo es para demostrar que no importa lo ocupada que tu vida pueda parecer, siempre hay lugar para un par de tazas de café con un amigo».*

En resumen, el hecho de saber claramente cuáles son nuestras prioridades, qué cosas ponemos en nuestro «tarro de la vida» nos protegerá del estrés.

EJERCITAR EL OPTIMISMO

> Un optimista ve una oportunidad en toda calamidad,
> un pesimista ve una calamidad en toda oportunidad.
>
> WINSTON CHURCHILL

Una actitud positiva es un elemento primordial en la superación de las adversidades. El cerebro invierte más energía en generar pensamientos positivos que negativos, entonces ¿por qué tendemos a inclinarnos por lo negativo? Pues por eso mismo, porque «cuesta menos» pensar de forma negativa.

Las personas con una actitud positiva son más activas y joviales, mientras que las pesimistas acostumbran a tener escasa actividad y energía, y propensión a la depresión.

La actitud positiva ayuda a superar adversidades, golpes o infortunios gracias a esa capacidad de buscar opciones, salidas a una mala situación. Por eso, las personas optimistas

* «La vasija», fábula extraída del libro de Jorge Bucay *20 pasos hacia adelante*, Barcelona, RBA, 2009.

suelen lograr sobrellevar la situación y, además, salir fortalecidas de ella. Por el contrario, la personalidad pesimista cede ante la más mínima incertidumbre o trance infructuoso, no por el hecho en sí, sino por sus creencias, miedos y preocupaciones infundadas.

Nuestra personalidad, regida por los genes, la educación recibida, las creencias que nos han inculcado y las que hemos ido incorporando a lo largo de nuestra existencia, determina en gran medida nuestro tipo de pensamiento. Pero esto no es invariable. La actitud negativa puede convertirse en positiva. Requerirá un pequeño esfuerzo y la voluntad real de querer cambiar, pero el resultado será muy beneficioso para nosotros.

POR QUÉ SER POSITIVO

- Un minuto de pensamiento negativo deja el sistema inmunitario en una situación delicada durante horas. El estrés de esa sensación de agobio permanente produce cambios muy sorprendentes en el funcionamiento del cerebro y en el sistema hormonal. Tiene la capacidad de lesionar neuronas de la memoria y del aprendizaje localizadas en el hipocampo, y afecta a nuestra capacidad intelectual porque deja sin riego sanguíneo aquellas zonas del cerebro más necesarias para tomar decisiones adecuadas.
- Pensar de forma positiva nos abre las puertas del éxito. Nadie que haya pensado de forma negativa sobre sus propias capacidades o acerca de los resultados de su trabajo, de su objetivo, ha conseguido jamás alcanzar sus metas. Pensar de forma positiva nos permite ser sensibles a múltiples oportunidades, pequeñas sincronicidades que nos manifiestan que vamos en la dirección correcta. De forma inconsciente, con nuestro enfoque positivo estamos provocando que las cosas salgan bien.

En el organismo se libran miles de batallas emocionales cada día, recibimos miles de estímulos que nos generan emociones y pensamientos y, según el prisma con el que los veamos, nuestra actitud será positiva o negativa.

Cuando nos sentimos bien, somos más receptivos y estamos más atentos a las cosas positivas que nos llegan del exterior, pero cuando estamos tristes y apesadumbrados nuestra «antena parabólica» solo capta las cosas negativas.

Cuando nos sentimos bien, somos más receptivos y estamos más atentos a las cosas positivas que nos llegan del exterior

Imaginemos una situación común, un día de lluvia, por ejemplo. Queremos salir. Si estamos enamorados y felices todo es maravilloso, y tanto nos da correr bajo la lluvia y empaparnos junto a nuestro amado, como recogernos en casa, al calor del hogar y ver una película. Pero si no estamos enamorados o nos sentimos tristes, ese día de lluvia se convierte en una hecatombe, parece que la lluvia trunca todos nuestros planes, ya no podemos salir, aunque no lo tuviéramos previsto o del todo definido. Da igual, todo son inconvenientes. La situación es la misma, un día de lluvia, pero nuestro humor, nuestra actitud, determinará el resultado final. Con una actitud positiva, ese día de lluvia puede ser una ocasión para, en lugar de salir, hacer una pequeña reparación en casa, o leer aquel libro que hace tiempo que queremos empezar. La forma en la que vemos lo que nos rodea influye en nuestro estado de ánimo y viceversa.

Existe una coherencia entre lo que pensamos y lo que sentimos, y eso se debe a que el cerebro, a través del hipotálamo, modula nuestras emociones estimulando las neuronas encargadas de razonar. Así pues, un pensamiento negativo no es más que una pequeña red neuronal instalada en nuestro cerebro. Exactamente igual que los pensamientos positivos. Por tanto, llegamos a la conclusión de que basta con instalar redes nuevas cargadas con pensamientos positivos, y dejar sin uso aquellas que nos limitan y perjudican.

Hasta hace un tiempo se pensaba que las neuronas del cerebro adulto no eran capaces de reproducirse. Es decir, teníamos las que teníamos, sin recambio para las que se iban deteriorando y muriendo. Por lo tanto, se creía que la mente no podía enriquecerse ni transformarse, y mucho menos instalar nuevas redes neuronales que permitieran emitir otra serie de pensamientos más positivos.

Basta con instalar redes nuevas cargadas con pensamientos positivos, y dejar sin uso aquellas que nos limitan y perjudican

En 1998, el sueco Pete S. Eriksson, de la Universidad de Göteborg, comprobó por primera vez que las células neuronales son capaces de dividirse, tal como se había demostrado en la neurociencia del siglo pasado en los primates. Los trabajos de Eriksson, en los que utilizó el marcador BrdU (bromodesoxiuridina), fueron confirmados por otros investigadores, como Elisabeth Gould y Charles Gross, de la Universidad de Princetown; José M. García Verdugo, de la Universidad de Valencia, y el mexicano Arturo Álvarez Bulla, de la Universidad de California, que publicaron sus estudios en revistas de gran prestigio como *Science* y *Nature*.

Quedó así establecido que las neuronas humanas se reproducen continuamente, a partir de unas células madre en forma de estrella llamadas «astrocitos». Se comprobó asimismo que las nuevas neuronas desarrollaban extensiones (axones) que les permitían intercambiar información con las neuronas vecinas y participar en el circuito funcional del cerebro.

Con todo esto se puede afirmar que hay evidencia científica de la plasticidad del cerebro y de que este puede modificarse a sí mismo por medio de la formación de nuevas neuronas y el establecimiento de nuevas conexiones neuronales entre ellas.

El cerebro es, por tanto, una herramienta de la mente. Como dijo el premio Nobel de Fisiología y Medicina, Santiago Ramón y Cajal: «Todo hombre puede, por sí solo, ser el escultor de su propio cerebro (...). Toda obra grande, en arte como en ciencia, es el resultado de una gran pasión puesta al servicio de una gran idea».

Transformar nuestros pensamientos de forma positiva es, pues, posible

El doctor Luis Rojas Marcos también lo corrobora en *Superar la adversidad*. Según el prestigioso psiquiatra español, podemos, a través de nuestra mente, generar esa transformación en el cerebro, perfeccionarnos, aumentando nuestra energía mental y orientándola hacia la producción de pensamientos en signo positivo.

Transformar nuestros pensamientos de forma positiva es, pues, posible. Pero debemos ser determinantes y decididos para asentar en la mente ese tipo de pensamientos, que son los que generarán la energía que nos ayude a eliminar la ansiedad y el estrés del día a día, y a aprender a manejar nuestra vida de una forma mucho más eficiente. Es cierto que algunas veces no depende de nosotros. Puede haber personas a nuestro alrededor con esa mente negativa, cuya influencia consigue agobiarnos y hacer que nuestras metas se alejen de nosotros. En ese caso, es mejor apartarse de ese tipo de personas, confiar en nuestras aptitudes y pensar en lo que sí podemos hacer.

Recurro de nuevo a una fábula que refleja a la perfección esa situación:

> Dos niños jugaban sobre un lago helado. Disfrutaban del invierno y aprovechaban la oportunidad de patinar sobre el hielo del lago. En un momento dado, el hielo se resquebrajó. Uno de los niños cayó por la grieta y quedó sumergido en el agua. El otro niño, asustado, trataba de salvar a su compañero de juegos desesperadamente. Cogió una piedra y, dando golpes con la misma, consiguió romper el hielo y sacar a su amigo.
>
> Cuando los equipos de rescate llegaron a la zona del suceso, el jefe de bomberos le preguntó cómo era posible que el niño rompiera el hielo con aquella piedra tan pequeña. Entonces, un anciano apareció y dijo:
>
> —Yo sé cómo lo ha hecho.
>
> —¿Ah, sí? —respondió el bombero—. ¿Y cómo lo hizo?
>
> —No había nadie aquí para decirle que no podía —respondió el anciano.

Somos los artífices de lo que nos ocurre. Podemos cambiar los pensamientos negativos en positivos. Desterremos el «no puedo».

Estas son algunas claves que nos pueden ayudar en la transformación:

- Cuando sintamos un pensamiento negativo, hagamos inmediatamente algo que nos resulte positivo: tararear nuestra canción favorita, escuchar música que nos guste, hacer algo con lo que disfrutemos. Así cambiamos la dinámica negativa del pensamiento hacia una vertiente positiva.
- Con un poco de práctica aprenderemos a fijarnos más en lo bueno y menos en lo malo. De esta forma, y gradualmente, conseguiremos aprender a disfrutar más de lo que tenemos y a sufrir menos por lo que nos hace falta.
- Cuando nos asalte el «No puedo», cambiémoslo inmediatamente por el «Sí puedo». Requiere disciplina, pero realizar el pensamiento opuesto es una buena práctica para ejercitar el pensamiento positivo. En el mismo orden de cosas, evitemos el consabido «Lo intentaré», pues denota escasa determinación a la hora de tomar una decisión o acción: mejor «Voy a poner todo mi empeño en hacerlo posible».

¿Por qué ejercitar el pensamiento positivo? ¿Qué ganamos con ese «esfuerzo»? Thalmann da unas respuestas tan simples como ciertas en el ya citado *Cuaderno de ejercicios para ver la vida de color de rosa*:

- Porque así seremos más queridos, sociables y activos.
- Porque así tendremos redes de amigos más extensas y de mayor calidad.
- Porque seremos más productivos.
- Porque afrontaremos las dificultades de mejor manera.
- Porque nuestro sistema inmunitario será más competente.
- Porque manejaremos mucho mejor el estrés diario.
- Porque viviremos más y mejor.

LOS BENEFICIOS DE LA MÚSICA

Son numerosos los estudios que demuestran los beneficios de la música en nuestra mente y cuerpo. Y por eso, cada vez más, la medicina la está utilizando en los tratamientos de muchas enfermedades.

La relación entre la medicina y la música, de todas formas, no viene de ahora. Ya en la antigua Grecia la música tenía una gran notoriedad, no solo en el entretenimiento (en las tragedias y comedias), sino en los ritos religiosos. A Platón se le atribuye la frase: «La música da alma al cosmos, alas a la mente, vuelos a la imaginación, consuelo a la tristeza, y vida y alegría a todas las cosas». Y al que fue su discípulo, Aristóteles se le atribuye esta otra: «La música purifica las pasiones y provoca en los humanos una alegría inocente y pura». Los descubrimientos arqueológicos sugieren también que la música era considerada un elemento poderoso en la salud física y el bienestar de las personas.

En tiempos más recientes, en Estados Unidos, la terapia musical se empezó a reconocer como algo profesional a partir de la Primera Guerra Mundial, y adquirió aún más relevancia a partir de la Segunda Guerra Mundial.*

La música puede aportarnos altos niveles de energía o sumergirnos en un gran estado de paz y relajación. Por los tempos, hay temas que inducen a la serenidad, mientras que otros pueden activarnos. Un estudio de la Glasgow Caledonian University mostró que no hay una música concreta ideal, sino que la música favorita, al volumen deseado, hace

* S. Greer, «The Effects on Music on Pain Perception», disponible en: <http://www.laurenscharff.com/courseinfo/SL03/music_therapy2.htm>.

que las personas tengan mayor tolerancia al dolor,* mientras que el doctor Robert Zatorre, un neurólogo cognitivo de la Universidad de McGill en Montreal, estudiando los efectos de la música en el cerebro, aseveró que el tempo y el volumen de la música pueden influir en el humor de pacientes y en sus niveles de estrés.

En el caso de pacientes sometidos a cirugía, y a los que el estrés que les genera dicha intervención causa aumentos de la presión sanguínea, primero, y prolonga el tiempo de recuperación (al elevar la percepción y sensación de dolor), después, se ha demostrado que hacerles escuchar música de su agrado durante el preoperatorio les genera menos ansiedad. Otros estudios también han mostrado que la música consigue reducir la ansiedad y el dolor en enfermos de cáncer.

Algunas investigaciones se han centrado en el efecto que causa la música en entornos altamente estresantes. En la sala de urgencias de un hospital australiano, con el ruido y la tensión constantes propias de cualquier sala de urgencias, se ofreció a los pacientes unos auriculares para que escucharan música. Los participantes en el estudio afirmaron que sentían que podían «escapar» de ese entorno tan estresante.**

También en pediatría se han realizado experimentos para valorar los efectos de la música y se han obtenido resultados positivos en la reducción del estrés y el aumento de la res-

* Jian Ghomeshi, «Music can take the pain away, study finds», disponible en: <http://www.cbc.ca/news/health/story/2009/02/13/music-pain.html>.

** A. E. Short, N. Ahern, A. Holdgate, J. Morris y B. Sidhu, «Using Music to Reduce Noise Stress for Patients in the Emergency Department», <http://mmd.sagepub.com/content/2/4/201.abstract>.

puesta inmune, por lo que recomiendan la música como un complemento a los tratamientos farmacológicos estándar.*

Entre la bibliografía existente sobre los efectos de la música en la salud, no puedo dejar de destacar un impactante artículo sobre un estudio del MetroHealth Medical Center, en Cleveland, Ohio (EE.UU.). El doctor Richard Fratianne, director emérito de ese centro, en el área de quemados, hace unas declaraciones conmovedoras. Después de que la música de piano le ayudara a recuperarse de una intervención cerebral, Fratianne se ha convertido en un incondicional de la terapia musical y se ha centrado en la investigación sobre sus efectos. Según explica, no hay peor herida o dolor que pueda sufrir un cuerpo humano que una quemadura, y no hay tratamiento médico más doloroso que limpiar las heridas de los pacientes que han sufrido quemaduras. La tensión y la ansiedad de estos pacientes no vienen dadas solo por las lesiones en sí, sino porque saben lo que tienen que soportar con las curas, que se hacen dos o tres veces al día. Por tanto, Fratianne afirma que si la música es capaz de aliviar el dolor y la ansiedad en pacientes con quemaduras, esta puede funcionar en enfermos con otros tipos de dolor.**

Efectivamente, la música está también indicada para enfermos de fibromialgia, fatiga o dolor crónico, ya que provoca una «distracción» del centro del dolor, y causa cierto alivio, como ya mencionamos en la primera parte del libro.

* L. Avers, A. Mathur y D. Kamat, «Music Therapy in Pediatrics», <http://cpj.sagepub.com/content/46/7/575.abstract>.

** E. Theiss, «Music therapy eases patients' pain», <http://www.cleveland.com/healthfit/index.ssf/2011/01/music_therapy_eases_patients_p.html>.

LA CANCIÓN MÁS RELAJANTE DEL MUNDO

La empresa de cosméticos para baño y ducha Radox Spa contrató al neuropsiquiatra David Lewis, con el propósito de encontrar la canción más relajante del mundo.

Para este experimento pidieron a 40 mujeres que intentaran resolver complejos rompecabezas contrarreloj, a fin de generar altos niveles de estrés. Luego les hacían escuchar ciertas canciones, y durante la audición, el médico medía la actividad cerebral de cada una.

De ahí salió la canción más relajante del mundo. Tal era su efecto que no solo reducía la presión sanguínea, la frecuencia respiratoria y el ritmo cardíaco, sino que hizo que algunas mujeres se quedaran dormidas. Según el doctor Lewis, esta canción reduce en un 65 % los niveles de ansiedad. Estas son las diez canciones más relajantes, según el estudio:

- «Weightless», Marconi Union
- «Electra», Airstream
- «Mellomaniac» (Chill out mix), DJ Shah
- «Watemark», Enya
- «Strawberry Swing», Coldplay
- «Please don't Go», Barcelona
- «Pure Shores», All Saints
- «Someone Like You», All Saints
- «Canzonetta Sull'aria», Mozart
- «We Can Fly», Café del Mar

Otra aplicación médica contrastada, también citada antes, es en pacientes de enfermedades cardíacas, en los que el estrés puede poner en riesgo su vida. El efecto que produce la música al reducir la presión arterial, ralentizar el ritmo cardíaco, atenuar el dolor y calmar el ritmo respiratorio, hace que este grupo de pacientes hallen en la música un complemento perfecto a sus tratamientos médicos.

Al hablar de tratamientos con música, se suele pensar en la música clásica. Pero si a alguien no le gusta nada, incluso le incomoda, será mejor no ponérsela con fines relajantes. En líneas generales, lo recomendable será escuchar temas que nos energicen cuando necesitamos un «empujoncito» para ciertas tareas (quizás aquello que no nos acaba de agradar se convierta en algo más llevadero con música); mientras que, cuando necesitemos relajarnos, será mejor escuchar temas que nos evoquen bienestar, paz y tranquilidad.

AUTOMASAJE

El agradable ejercicio que vamos a practicar a continuación proviene del reiki, una técnica de «sanación por imposición de manos». Remarco la definición porque esa es la descripción más popular y conocida de esta terapia alternativa. Pero el reiki, como otras muchas técnicas, lleva implícito un trabajo mental que le otorga los recursos para ser una herramienta muy positiva de desarrollo personal.

Conviene recalcar que ni la meditación ni el reiki en ningún caso sustituyen un tratamiento médico previamente prescrito por un profesional de la salud. En este caso, más que «terapia alternativa», sería mejor utilizar el término de «terapia complementaria». De un tiempo a esta parte han aflorado gran número de terapias que pueden ayudarnos a mejorar nuestra calidad de vida, tanto física como psíquicamente, pero hemos de ser objetivos para valorar el alcance de todas esas técnicas que se ponen a nuestra disposición.

El ejercicio que propongo es una práctica muy sencilla que se acompaña de una visualización para que tenga un efecto aún más potente y relajante:

- Nos situamos en una posición cómoda, sentados o bien echados, y cerramos los ojos. Iniciamos el ejercicio con las manos en posición de oración para serenar nuestra mente, centrando el pensamiento en la respiración. Inhala aire por la nariz durante cuatro segundos, mantén durante cuatro segundos más, y exhala emitiendo el sonido «aaaahhhhhhhhh» durante otros cuatro segundos. Repite varias veces hasta que sientas sensación de serenidad y relajación, y la respiración se haga profunda.
- Una vez centrado, imagina que cuando tomas aire, un haz de luz entra por los pulmones en la inhalación y, al soltar el aire, esa luz se expande por todo el cuerpo, inundándote agradablemente, y llega a las manos.
- Separa ligeramente las manos y siente, juega con ese calor, presión o cosquilleo que se genera entre ellas. (Cada persona lo percibirá de una manera: calor, frío, hormigueo, tirantez... Disfrutadla y sentidla.)
- Cuando notes esa sensación, empieza a recorrer el cuerpo con las manos, para que esa luz o ese calor que tienes en las manos te reconforte y relaje. Como es para nosotros mismos, puede haber contacto (en el reiki normalmente no hay contacto entre las manos del terapeuta y el paciente). Como prefieras.
- Pon las manos sobre los ojos, con las palmas cubriendo los globos oculares, y siente ese calorcillo, esa luz, inundando agradablemente los ojos. Mantén unos segundos.
- Desplaza las manos hasta la coronilla y siente como esa energía te inunda la cabeza con su calidez.

- Luego baja hacia la zona occipital y, con una mano en cada lado de la cabeza, detente también unos segundos. Sigue hacia las orejas, cúbrelas con las palmas de las manos un poco ahuecadas.
- La siguiente posición será la garganta, aprovecha para enviar un mensaje positivo, puedes pedir que todo lo que digas sea positivo y agradable.
- Baja las manos a la altura de los pulmones, visualízalos iluminados por esa luz que nos inunda a cada respiración, y envía un mensaje de agradecimiento y bienestar.
- Es el turno del corazón. Pon las manos sobre él. Envíale un mensaje de buenos sentimientos. Luego baja hasta la boca del estómago, visualízalo también inundado por esa luz gratificante, que le ayude a funcionar correctamente.
- Desciende a la altura del bazo y el hígado (una mano a cada lado del abdomen). Pasa a los intestinos, para ello bastará con situar las manos a la altura del ombligo aproximadamente y sentir el calor sobre el vientre. Luego sitúa las manos en los riñones. Finalmente, baja las manos hasta la zona genital.
- Si has optado por una posición como la de sentados en posición de loto (piernas cruzadas), puedes seguir con el ejercicio poniendo las manos en las rodillas. Tras las rodillas posiciona las manos sobre los empeines de los pies.
- Puedes terminar aplicando un suave masaje en la zona de los riñones para activar la circulación, pues es muy posible que estés en un estado cercano al sueño y es mejor despertar con suavidad.

- Vuelve las manos a la posición de oración y abre los ojos, desentumécete con suavidad.

Cada posición del recorrido se puede mantener todo el tiempo que nos apetezca y con el que nos sintamos cómodos.

El automasaje es una de las prácticas más agradables que existen. Es posible que si haces el ejercicio en posición horizontal, al llegar a la zona del tórax, te entre mucho sueño. De ser así, no te preocupes por no «acabar» el ejercicio. Mejor disfruta de la sensación de bienestar.

Mudras y meditación

QUÉ ES UN MUDRA

«Mudra» es una palabra que viene del sánscrito. Algunas traducciones lo dejan en un simple «gesto», mientras que otras van un poco más allá y lo traducen como «sello». También hay quien divide la palabra en dos: *mud* (que es traducido como «gozo» o «alegría») y *ra* (que se traduce como «dar», «producir»).

Podríamos así interpretar que un mudra es un gesto o sello que produce alegría.

El origen de los mudras no es del todo preciso, pues no solo se han hallado en Asia, sino que también en los gestos de vírgenes y santos católicos podemos identificar alguno de estos mudras.

Estos gestos no solo se hacen con las manos, aunque es lo más frecuente, sino que pueden ir acompañados de ciertas posiciones de los ojos y la lengua, de los brazos y del resto del cuerpo.

Los mudras se suelen utilizar durante la meditación, para facilitarla y potenciarla, y combinados con ejercicios respiratorios, visualizaciones y afirmaciones, mantras u oraciones. El resultado final es sentirse mejor, más sanos mentalmente, más relajados y más felices.

Aquí vamos a centrarnos en los gestos que se hacen solo con las manos, los cuales se pueden poner en práctica ya sea durante un simple atasco de tráfico, mientras esperamos nuestro turno en la consulta del médico... o en la cola para comprar el pan. Vamos a aprender los que se asocian a mayores estados de relajación para usarlos como recurso rápido y eficaz. Simplemente con las manos, vamos a manejar nuestra mente.

CÓMO PRACTICAR LOS MUDRAS

Es posible que algunos de los mudras que proponemos os sean familiares, porque son gestos que hacéis habitualmente o habéis hecho alguna vez de forma inconsciente. Los que vienen a continuación han sido seleccionados, además de por su eficacia, por su sencillez, de forma que encajen mejor con el contenido de este manual.

Para llevarlos a cabo, hay que hacer una presión suave, y conviene que las manos estén tan relajadas como sea posible. En realidad, no es tan sencillo como parece de entrada; como todo, requerirá de cierta práctica para «acomodarse» a las distintas posiciones.

Se pueden realizar indistintamente, tanto si estamos sentados en una silla, en posición de loto (sentados en el suelo con las piernas entrecruzadas), tumbados o de pie, e incluso mientras vamos caminando.

Los expertos recomiendan practicar cada mudra durante 45 minutos, pero puede hacerse en tres tiempos de 15 minutos cada uno de forma general. En cualquier caso, en cada uno de ellos se ha indicado el tiempo para poder tener más referencias.

Apan Vayu

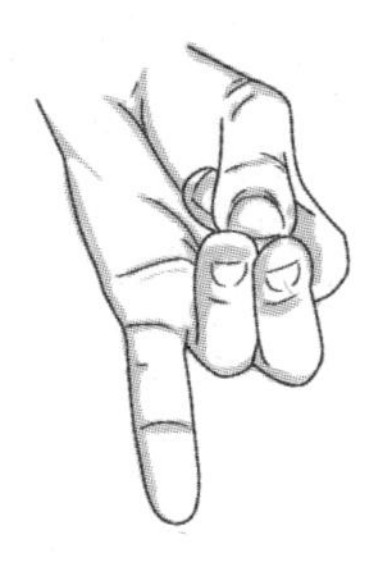

- *Ejecución.* Dobla el dedo índice hasta que toque la base del dedo gordo, mientras que las yemas de los dedos medio y anular entran en contacto con la yema del dedo gordo. El dedo meñique permanece extendido. Se realiza con las dos manos a la vez.
- *Duración.* Se puede ejecutar hasta que notemos el efecto de relajación, o bien se recomienda practicarlo durante 15 minutos, tres veces al día.
- *Indicaciones.* Está especialmente indicado para aquellas personas que sufren del corazón. Es un mudra que se utiliza para el descanso y el equilibrio espiritual. Es de los mudras que casan mejor con meditaciones encaradas a buscar el equilibrio interior y hallar más claridad mental.

Atmanjali

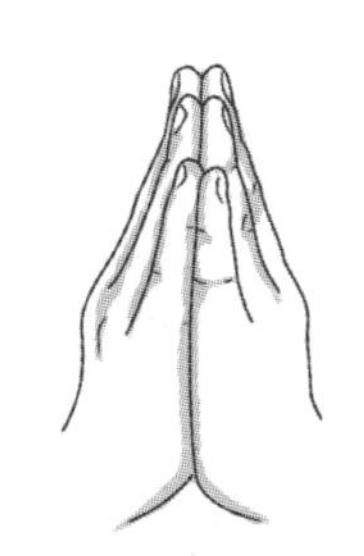

- *Ejecución.* Se realiza juntando ambas manos, de manera que los dedos entren en contacto y las palmas se ahuequen un poco. Coloca las manos en esta posición a la altura del corazón. También puede hacerse elevando las manos por encima de la cabeza. Es un gesto muy conocido en diversas religiones como muestra de oración y ruego; y seguramente es uno de los mudras que resultan más familiares. En las culturas orientales también se utiliza como muestra de agradecimiento o respeto. En la cultura celta, se creía que, al elevar las manos por encima de la cabeza, se establecía una conexión con los dioses.

- *Duración.* Para este mudra no hay una duración determinada, pero se utiliza mucho al principio y al final de las prácticas meditativas, elevando las manos al cielo y bajándolas luego a la altura del corazón.
- *Indicaciones.* Se recomienda en casos de nerviosismo acusado, pues este mudra está asociado al hecho de calmar la mente y clarificar los pensamientos, aportando equilibrio y paz interior. Este gesto está también relacionado con la armonización de los hemisferios cerebrales. Es bueno realizarlo con alguna visualización positiva.

Chin

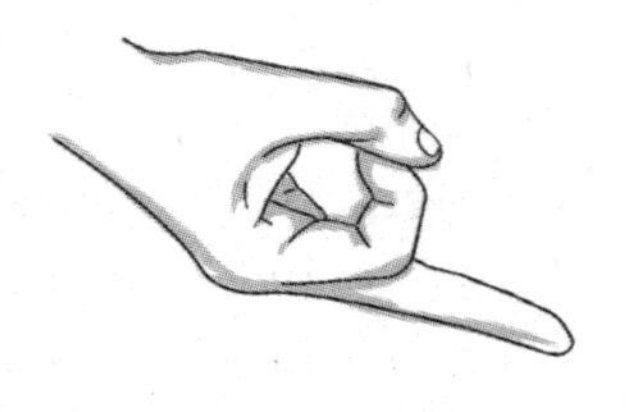

- *Ejecución.* Este mudra se usa para meditar en el hatha yoga. Se recomienda usarlo sentado en posición de loto (piernas cruzadas). El dedo índice se repliega y la yema del dedo gordo descansa sobre la uña del índice. Los otros tres dedos quedan estirados y, normalmente, tienen que apuntar al suelo. Es un gesto muy común en las deidades hindúes, que suelen realizar este gesto con la mano izquierda mientras la mano derecha queda a la altura del corazón. Se conoce como gesto de enseñanza. Los budistas atribuyen este mudra a Buda, cuando quería subrayar o resaltar el significado de alguna palabra. En algunas pinturas antiguas también se ve a Jesucristo realizando este gesto.

- *Duración.* No hay una duración determinada, pues es un mudra que se utiliza mucho combinado con otros como potenciador, por lo tanto, se puede mantener la posición el tiempo que se desee.
- *Indicaciones.* Es un mudra que se asocia a la mejora de la tensión mental, así como a la estimulación de la memoria y la concentración. Se utiliza también para «aclarar la mente», para combatir el insomnio y para reducir la presión arterial en casos de hipertensión.

Dhyani

- *Ejecución.* Para realizar este mudra se recomienda que nos posicionemos en posición de meditación (sentados en el suelo con las piernas cruzadas) o bien sentados en una silla, con la espalda recta y las piernas en un ángulo de noventa grados. Debemos situar las manos como si fuesen un cuenco sobre nuestra falda. La mano izquierda reposa sobre la mano derecha y los pulgares entran en contacto por la yema. Es un gesto muy típico de la meditación. Y, de hecho, podemos meditar simplemente posicionándonos para hacer el mudra y prestando atención a nuestra respiración.

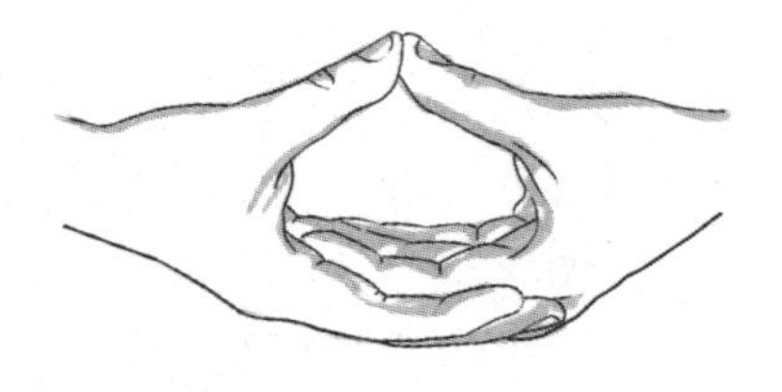

- *Duración.* Dado que está muy vinculado a la meditación, se puede hacer tanto rato como se requiera o se desee.
- *Indicaciones.* Es el complemento perfecto para meditar, basta con fijarnos en nuestra respiración. Este mudra se asocia a la conexión con nuestro yo más profundo. Es útil también como recurso de urgencia en estados en los que nos sintamos presionados o estresados.

Hakini

- *Ejecución.* Junta simplemente los dedos de una mano con los correlativos de la otra, conectando las yemas de los dedos entre sí. Es posible que muchas veces adoptemos este mudra de forma inconsciente cuando estamos pensando en algo o cuando estamos descansando. Si al realizarlo, elevamos la vista al cielo, pegamos la punta de la lengua a las encías al inhalar y la dejamos caer al exhalar, nos puede ayudar a recordar algo que hemos olvidado. Hay estudios que relacionan este mudra con el fomento de la cooperación entre los hemisferios cerebrales.

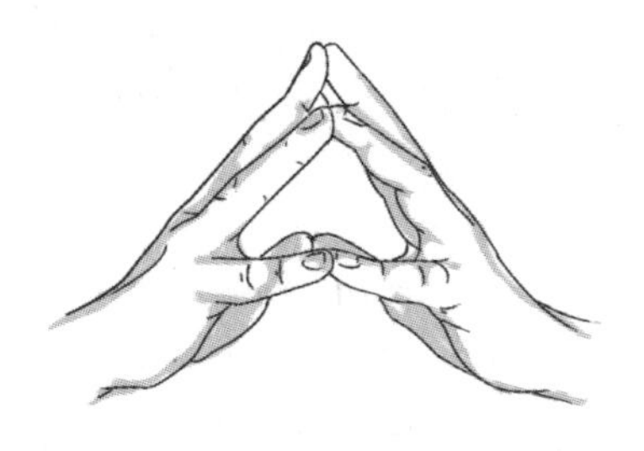

- *Duración.* Tanto tiempo como se desee.
- *Indicaciones.* Como hemos visto, es un mudra que puede potenciar la memoria. Si queremos concentrarnos en algo durante largo tiempo, o usar algunas ideas, o recordar algo que hemos leído, este es el mudra ideal.

Está también indicado para realizar un trabajo mental (recomendable no cruzar los pies) y para centrarnos en nuestros deseos. Se asocia con un acceso directo al hemisferio derecho del cerebro, donde se almacena la memoria. Asimismo, sirve para hacer la respiración más profunda y para oxigenar el cerebro.

Kubera

- *Ejecución.* Une los dedos índice, medio y pulgar por las yemas. Dobla los dedos anular y meñique sobre sí mismos para que descansen en medio de la palma de la mano. Se puede hacer con una mano o con las dos (el hecho de realizarlo con las dos le confiere más potencia). A nivel corporal, no requiere una posición concreta.

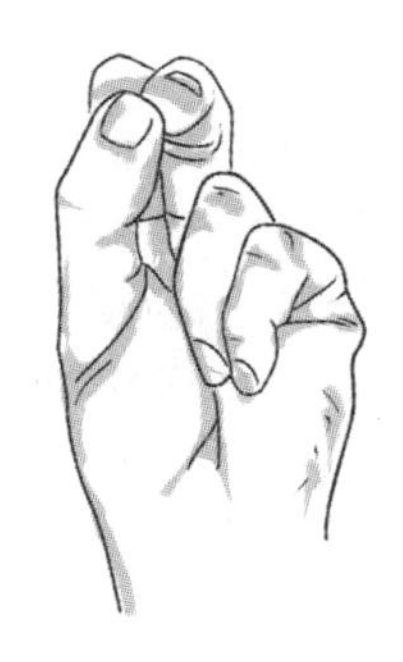

- *Duración.* Se puede hacer durar tanto rato como se desee. Es un mudra muy útil en el día a día.
- *Indicaciones.* La cultura popular relaciona este mudra con la facilidad para encontrar aparcamiento. De hecho, este mudra se utiliza para centrarnos en alguna cosa material que deseemos (desde aparcar hasta ese vestido que tanto nos gusta, ese libro difícil de localizar, etc.). Se usa también a la hora de formular deseos para el futuro, en este caso, realiza una meditación haciendo una visualización del objetivo que quieres conseguir. Hay que realizar la visualización varias veces.

Prithivi

- *Ejecución.* Une el dedo anular y el pulgar por las yemas, con una ligera presión. Los otros dedos deben permanecer extendidos. Se recomienda hacerlo con ambas manos y con estas apoyadas sobre las piernas, pero también se puede hacer mientras caminas.

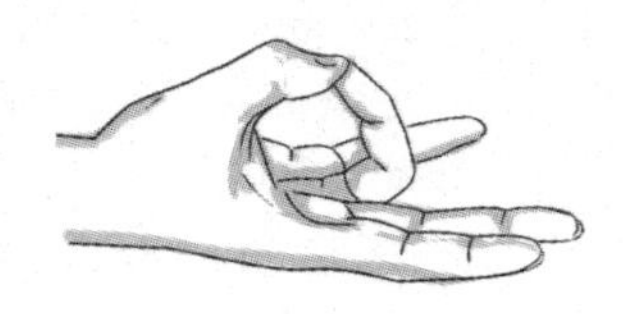

- *Duración.* Tanta como se necesite o, si deseas focalizar, tres veces al día durante 15 minutos cada vez.
- *Indicaciones.* Este es un mudra para fomentar y potenciar la seguridad y la confianza en uno mismo. Es ideal si necesitamos reafirmarnos. Se le otorga también la capacidad de ayudarnos a poder centrarnos en deseos materiales.

Pushpaputa

- *Ejecución.* Este mudra se realiza sentado o en posición de loto (con las piernas entrecruzadas) y con las dos manos abiertas. Los dedos están relajados y los pulgares tocan con las yemas el lateral de la mano, en la parte exterior del dedo índice.

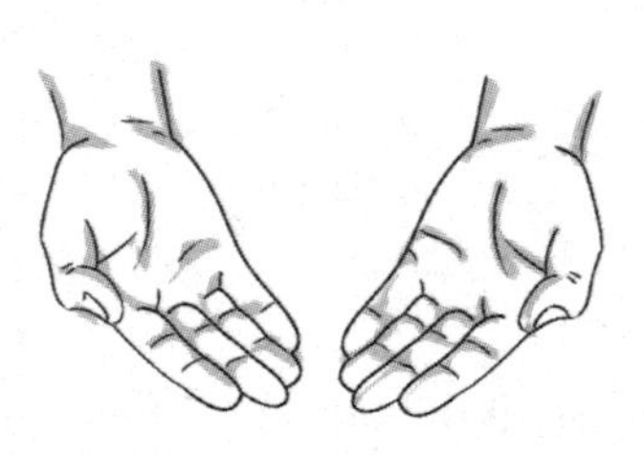

- *Duración.* La que se desee, según la meditación con la que se acompañe.
- *Indicaciones.* Se trata de un mudra de apertura y aceptación. Se utiliza cuando queremos centrarnos en obje-

tivos, sobre todo, espirituales. La posición denota un gesto como de esperar algo. Es un mudra para abrir la mente a nuevas posibilidades y a la aceptación del presente como nos ha sido dado.

Varada

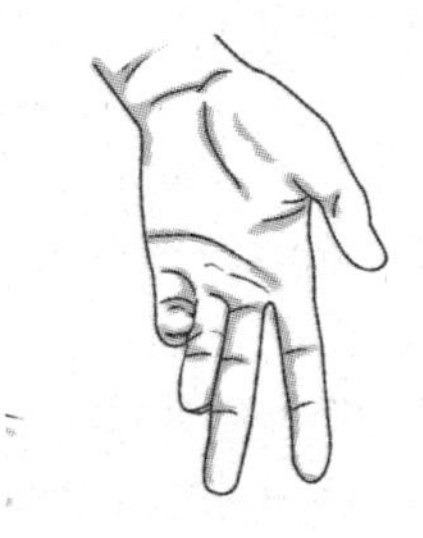

- *Ejecución.* Este mudra se realiza con la mano izquierda, que es la que se asocia a la parte espiritual, mientras la mano derecha descansa en posición cómoda. Es un gesto muy común en la representación de las deidades hindúes, y en algunas figuras y estampas de Jesús y la Virgen María.
- *Duración.* La que se desee o se sienta necesaria durante la meditación que lo acompañe.
- *Indicaciones.* El gesto de la mano denota perdón y misericordia y, de hecho, se suele utilizar este mudra en meditaciones enfocadas en el perdón y la compasión. Si realizamos una meditación para trabajar la capacidad de perdonar y comprender a los demás, este es, sin duda alguna, el mudra que mejor podrá acompañar esa práctica.

LA MEDITACIÓN

Cuando pensamos en meditación, nos viene a la mente la bucólica imagen de un monje asiático en un paisaje agradable y solitario en profundo trance.

Esta escena tan manida entró en Occidente con fuerza, hasta el punto que llamó la atención de los científicos, los cuales se vieron tentados a investigar si los poderosos beneficios que se le atribuían a la meditación eran reales o no.

El primer conflicto que se planteó fue el hecho de que la meditación provenía de una cultura de miles de años que distaba mucho de la occidental. Se producía el choque entre el concepto de la «iluminación» budista (o despertar de la conciencia, como se tradujo en Occidente) y el de la iluminación racional del pensamiento europeo, el pensamiento aristotélico, que conforma la base de la ciencia occidental.

La diferencia cultural y filosófica entre Oriente y Occidente es el primer escollo que ha tenido que salvar la investigación científica. Afortunadamente, una nueva era de comunicación interdisciplinar con las ciencias naturales, la interacción de la física y la biología, y la revolución de la neurociencia cognitiva han favorecido el acercamiento a la meditación y otros temas relacionados. El movimiento cultural moderno, con mucha más base en la espiritualidad y la conciencia, está teniendo un fuerte impacto en áreas como la medicina, la religión, la salud mental, las estrategias corporativas y la educación.

La diferencia cultural y filosófica entre Oriente y Occidente es el primer escollo que ha tenido que salvar la investigación científica

Aun así, a pesar de esos cambios, ciertos estamentos sociales aún no están preparados para interpretar y aceptar la meditación. En contrapartida, cada año aumentan los estudios científicos que avalan los beneficios de esta técnica de relajación. Algunos de los experimentos realizados revelan que meditar funciona mejor que los placebos, aunque actúa más lentamente que la farmacología, lo que lleva a la conclusión y recomendación de que la meditación es más efectiva cuando se usa en combinación con otras terapias. Entre los efectos positivos demostrados, destaca el efecto coadyuvante en el tratamiento del dolor.

Si la meditación produce estos beneficios en el plano físico, estos pueden ir más allá en el mental. Se ha demostrado que, en los practicantes de meditación más experimentados, puede aumentar las regiones de materia gris del cerebro que están implicadas en el aprendizaje, los procesos de memoria y la regulación de las emociones, entre otras.*

La meditación es más efectiva cuando se usa en combinación con otras terapias. Entre los efectos positivos destaca el efecto coadyuvante en el tratamiento del dolor

La meditación puede ser practicada por cualquier persona (incluso niños), no tiene contraindicaciones, es sencilla y económica, y no requiere de ningún accesorio ni equipamiento especial. Además, se puede realizar donde queramos: en el tren de camino al trabajo, paseando, esperando en una consulta...

En sus estadios originales, la meditación servía para ayudar a profundizar en el entendimiento de las sagradas y místicas fuerzas de la vida, pero, actualmente, su uso principal en nuestro mundo tiene como finalidad alcanzar estados de relajación y combatir el estrés. La meditación consiste, bási-

* B. K. Hölzel, J. Carmody, M. Vangel, *et al.*, «Mindfulness practice leads to increases in regional brain gray matter density», disponible en: <http://www.umassmed.edu/uploadedFiles/cfm2/Psychiatry_Resarch_Mindfulness.pdf>.

camente, en enfocar nuestra atención y eliminar la vorágine de pensamientos que nos llenan la mente y nos asaltan de forma descontrolada. Se trata de serenar la mente para conseguir el bienestar, tanto físico como emocional.

Como hemos mencionado anteriormente, la meditación puede producir cambios en el cerebro, debido a su «plasticidad» y capacidad de transformación y desarrollo. No venimos de serie con un número X de neuronas, estas pueden regenerarse y reproducirse hasta el mismo día de nuestra muerte, y podemos potenciar y ejercitar su rendimiento continuamente.

Las habilidades humanas pueden ser ejercitadas mediante el entrenamiento mental

Las aptitudes y habilidades humanas pueden ser ejercitadas, pues, mediante el entrenamiento mental. Este tipo de prácticas no producen un efecto inmediato a estos niveles, pero sí cuando se toma el hábito de su ejercicio. La cuestión no es la de sentarse a meditar durante horas, sino que lo que cuenta es la regularidad con la que se practique. Si potenciamos el cerebro regularmente, las modificaciones en el tejido neuronal pueden observarse al cabo de unos treinta días.

BENEFICIOS DE LA MEDITACIÓN

La práctica de la meditación durante unos treinta minutos al día, en un período de unas ocho semanas, refuerza el sistema inmunitario y aumenta la capacidad de concentración. Asimismo, reduce la presión arterial en pacientes hipertensos, entre otros beneficios.

Es bueno, pues, incorporar el hábito, y apartar la tendencia que tenemos a subestimar el poder transformador de la mente, pues esta transformación tiene un efecto muy positivo en nuestra calidad de vida.

La meditación aporta, de forma inmediata, una sensación de paz y tranquilidad que, de entrada, nos beneficia a nivel emocional y, consecuentemente, a nivel físico. Este bienestar, conseguido por el simple hecho de haber dedicado unos minutos a meditar, no reduce sus efectos a esos instantes, sino que la sensación acompaña durante horas, y cuando esta práctica sea regular, hallaremos un equilibrio que nos llenará todos los días.

En el plano mental y emocional la meditación nos beneficia en:

- Podemos manejar mejor las situaciones estresantes, pues nos permite tomar mayor perspectiva y recursos para buscar soluciones.
- Nos aporta recursos para manejar el estrés.
- Aumenta nuestra conciencia.
- Nos permite centrarnos en el aquí y el ahora, en el presente.
- Reduce las emociones negativas, templándolas y permitiendo una mejor gestión de las mismas.

¿SABÍAS QUE...?

En un experimento realizado con meditadores noveles, se les pidió que hicieran un ejercicio que requería reflejos y concentración. El resultado puso de relieve que fueron más hábiles aquellos que hicieron cuarenta minutos de meditación que los que hicieron una siesta de la misma duración.

En niños, la meditación estimula sus hábitos de estudio y atención.

A nivel físico, sobre todo cuando el estrés ha hecho ya mella en nuestra salud, la meditación también aporta numerosos beneficios. Aunque todavía existe cierta controversia al respecto, algunos estudios apoyan el hecho de que la meditación puede aliviar algunos trastornos.

Entre ellos:

- Alergias.
- Ansiedad.
- Asma.
- Alimentación compulsiva.
- Cáncer.
- Depresión.
- Fatiga.
- Enfermedades coronarias.
- Hipertensión.
- Dolor.
- Trastornos del sueño.
- Adicciones.

MEDITACIÓN SIN DOGMAS PREESTABLECIDOS

Existen numerosísimos tipos y escuelas de meditación, según la cultura, la filosofía o la religión que la fomente. Del budismo nos llegan ciertos tipos de prácticas; del hinduismo, otros tantos, y los sintoístas japoneses nos acercan a otro tipo de meditación. Las meditaciones que tienen su origen en religiones llevan consigo cierto número de deidades, a las que, en muchos casos, atribuyen los beneficios de cierta actitud mental que se contagia al practicante en el proceso de la meditación.

Como he mencionado anteriormente, este libro pretende acercaros las técnicas propiamente dichas, desprovistas de cualquier dogma o misticismo, para que dispongáis de la herramienta en sí.

Las posiciones para meditar pueden ser de lo más variopintas y pueden ir desde complejas posturas que implican una toma de conciencia de todo el cuerpo en la posición elegida, hasta la posición de sentados cómodamente en una silla, o bien recostados en un diván o en la cama. En algunos casos la posición del cuerpo se asocia a la de las manos, a los mudras que hemos visto en el capítulo anterior, que ayudan a aumentar la concentración en el proceso meditativo.

Las posiciones para meditar pueden ser de lo más variopintas

Al principio es posible que notemos que nos cuesta concentrarnos, que la posición no nos resulta cómoda o que nuestra mente se llena de pensamientos en vez de vaciarse, pero el tiempo y la práctica nos permitirán adaptar el cuerpo al nuevo proceso y la mente irá adquiriendo el hábito poco a poco.

Meditación con visualización

Para facilitar la entrada en el mundo de la meditación se puede empezar practicando una meditación guiada. La meditación guiada o visualización puede ser llevada a cabo por una persona que nos guíe o podemos prepararla nosotros mismos. Este tipo de meditación requiere, como todas, un proceso en el que, en primer lugar, se serena la respiración (no olvidemos que la respiración es indispensable no solo para vivir, sino para practicar ejercicios de relajación). Tras esto, se produce la relajación del cuerpo físico, en el que se presta atención a todas las partes del cuerpo, de la cabeza a los pies, observando, con tranquilidad, la reacción de nuestros sentidos y de las sensaciones físicas que percibimos. Esas mismas sensaciones se incorporan a la visualización, lo que produce una implicación total de la persona, física y psíquica. Vamos a poner un ejemplo para practicar.

Para facilitar la entrada en el mundo de la meditación se puede empezar practicando una meditación guiada

Busca un lugar en el quc sepas que no vas a ser interrumpido. Colócate en una posición cómoda, sentado o acostado. Procura que la ropa o los accesorios que lleves no te opriman, afloja la corbata, el cinturón y el calzado, o, directamente, quítatelos. Si estás sentado, las manos reposarán abiertas sobre los muslos, con las palmas de las manos hacia arriba, y, si estás acostado, los brazos descansarán al lado del cuerpo con las palmas de las manos igualmente hacia arriba. Cierra los ojos y empieza con un ciclo de respiraciones. Llénate de aire, procurando llevarlo al vientre durante unos cuatro segundos, aguantando el aire durante otros cuatro y exhalándolo en otros cuatro segundos (ver «Respiración abdominal», página 37). Este proceso respiratorio consciente permite centrar la mente; poco a poco, vas dejando de contar, cuando notas que las respiraciones se vuelven más pausadas y profundas. Llegados a este estado, observa como el cuerpo descansa cómodamente en la posición que hayas adoptado. Cabeza, cuello, espalda, brazos y manos, glúteos, piernas y pies parecen más pesados de lo habitual y reposan relajados. Repásalos uno a uno, como si comprobaras su estado. Luego empieza a visualizar. Imagina un bosque. Es un día soleado y cálido, agradable. Sopla una suave brisa que te agita el pelo y te refresca la piel de la cara. Aun así, sientes la calidez del sol en la piel. Es un bosque fresco y diáfano. Caminas entre los árboles y acaricias su corteza al pasar por su lado, notas la rugosidad del tronco. A tus oídos llegan los sonidos del bosque. Las aves que lo habitan trinan alegremente con sus gorjeos repetitivos. Caminando y caminando llegas a un verde prado de hierba fresca. Te acercas más y sientes en la nariz el aroma de esa hierba, de la tierra ligeramente húmeda. Tiéndete cómodamente sobre la hierba, boca arriba, con los brazos extendidos, como si ese verde mar de vegetación te acogiera y te meciera a su merced. Disfruta de ese momento de paz y tranquilidad, deja que las sensaciones te llenen por completo. Cuando quieras acabar, basta con imaginar que te incorporas de ese tapiz verde y, poco a poco, sin abrir aún los ojos, vas moviendo lentamente los pies, las manos, el cuello, tragas saliva y vas desentumeciéndote. Abre los ojos lentamente e incorpórate sin prisas.

Meditación con mantra

Mantra, en sánscrito, quiere decir «aquello en lo que la mente puede confiar». Los budistas utilizan mantras con mensajes poderosos que, al usarlos de forma repetitiva, se asientan en su subconsciente. Esa repetición mental de los mantras, en silencio, permite evitar los pensamientos descontrolados. Como en cualquier otra meditación, la práctica con mantra va precedida de un posicionamiento adecuado (sentado, acostado), y puede incorporar, como en la meditación anterior, algún tipo de mudra. La repetición elegida para nuestra práctica no tiene por qué ser necesariamente un mantra religioso, o algo que nos sea ajeno. Podemos utilizar frases, palabras o pensamientos que queramos asentar en el subconsciente para que influyan positivamente en nosotros. Lo que sí es conveniente es que se trate de frases o pensamientos positivos, evitando el uso de la palabra *no*. Podemos elegir un sinfín de combinaciones y mensajes: «Soy amable y compasivo con las personas de mi entorno», «En adelante, estaré más relajado y tranquilo», «Voy a controlar mi enojo», «Soy feliz y mi felicidad irradiará a mi entorno»... Hay que elegir aquella que mejor se adapte a nuestros deseos y propósitos.

El proceso para este tipo de meditación es, en su inicio, prácticamente idéntico al anterior, es decir, un posicionamiento correcto y confortable, cerrar los ojos y llevar la respiración a un estado en la que esta sea acompasada y profunda. Cuando hayas conseguido que la respiración se serene, simplemente debes repetir, para tu interior, la frase o palabra elegida, o bien puedes decirla en voz baja, una y otra vez, y permanecer en ese estado unos minutos. Con la práctica y el hábito, podrás ir incorporando más frases e ir, así, reprogramando la mente.

Meditación focalizada

Este tipo de meditación requiere de cierta experiencia y se basa en el enfoque consciente de nuestra mente en el momento presente, en las sensaciones actuales. En una etapa inicial, puedes hacer una focalización de un objeto que tengas a mano (una lámpara o una vela, por ejemplo), cierra los ojos e intenta retener los detalles de ese objeto en profundidad. Cuando ya estés un poco más avanzado en la práctica, el proceso te llevará simplemente a enfocar tu pensamiento en las sensaciones durante la meditación, como, por ejemplo, a centrarte en el ritmo de la respiración. En ese estado puedes observar tus pensamientos y emociones en el momento, pero tienes que dejarlos pasar, tienes que mantenerte como el sol, que es inmutable aun con el paso de las nubes. El sol sería nuestra conciencia y las nubes serían esos pensamientos y emociones que circulan alrededor. No hay que dejar que se apoderen de nosotros y nos descontrolen, arrastrados por nuestro intento de juzgarlos. Nos mantenemos en una posición de observación de lo que ocurre en nuestro interior.

Este tipo de meditación se basa en el enfoque consciente de nuestra mente en el momento presente, en las sensaciones actuales

Meditación en movimiento

A las prácticas meditativas que acabamos de ver a grandes rasgos, cabría añadir las meditaciones en movimiento. Como hemos visto, las prácticas anteriores son estáticas, durante el proceso meditativo nuestro cuerpo permanece inmóvil y todo el movimiento que generamos es interno. En las meditaciones en movimiento, en cambio, el cuerpo interviene, con ejercicios suaves, en la práctica contemplativa. Dentro de este tipo de meditación se incluyen disciplinas como el chi kung, el taichi o el yoga. Son técnicas que incorporan el movimiento físico al psíquico y la respiración, y su práctica es altamente recomendable, tanto por el ejercicio mental que se realiza como porque, a través de suaves movimientos, ejercitamos nuestro cuerpo. Si nos vamos a algo más cotidiano y normal, prueba a salir a caminar (preferiblemente por un paraje natural), sin música ni nada. Camina a buen ritmo, escucha la naturaleza, llena tus pulmones de aire puro, observa lo que te rodea, sintiendo todo lo que percibes en cada contacto con el suelo, cada paso, cada vaivén de los brazos al lado del cuerpo, manteniendo tensionado el abdomen y relajándolo al ritmo de tu respiración. Así, no solo haces ejercicio, sino que estás total y absolutamente «metido en ti».

DOS RESPIRACIONES PARA MEDITAR

Respiración y meditación van íntimamente ligadas, y sin el control de la primera difícilmente podremos conseguir la relajación que buscamos. Además de la respiración abdominal básica que vimos al principio de este manual, vamos a practicar dos tipos más de respiración.

Respiración y meditación van íntimamente ligadas, y sin el control de la primera difícilmente podremos conseguir la relajación que buscamos

La primera es la respiración profunda. Consiste llevar el aire al abdomen, llenarlo y, desde aquí, subirlo hacia el tórax. Tomamos el aire por la boca, llenando todo lo que podamos, y hacemos una pausa. Al exhalar, soltamos el aire también por la boca, vaciando del todo nuestra capacidad y aguantando un poco hasta la siguiente inhalación. La idea es ir aumentando progresivamente estas pausas entre inspiración y espiración, y mantener el ejercicio entre cinco y diez minutos.

Este tipo de ejercicios nos preparan para respiraciones más avanzadas de control respiratorio. Son ejercicios que pacifican tanto la mente como las emociones, sedan el sistema nervioso, mejoran la calidad de la sangre y el alimento de las células, enriquecen el cerebro y mejoran su funcionamiento debido a una mayor oxigenación, neutralizan la agitación mental e inducen una relajación profunda.

El segundo tipo de respiración que conviene practicar es la llamada refrescante. Para realizarla es mejor estar con la columna vertebral erguida y la boca ligeramente abierta. Tomamos aire lentamente por la boca hasta llenar el tórax. A continuación, exhalamos el aire por la nariz en el doble de tiempo utilizado para inhalarlo. Repetimos el proceso durante unos cinco minutos.

Los beneficios de este tipo de respiración residen en una mejora de la calidad de la sangre, previene contra el insomnio y la ansiedad, y refresca el organismo, de ahí lo de «respiración refrescante».

Agradecimientos

A Salva, por quererme como me quieres, por animarme con este proyecto y ayudarme con tus sugerencias. Me dijiste: «Tú puedes» y, efectivamente, pude.

A mi hermano Jaume, por creer en mí, apoyarme y entender el sentido de embarcarme en mis locuras.

A mis padres, M.ª Rosa y José M.ª, por vuestra enoooooorme paciencia y por entender mi atípica vida. Os quiero.

A Marta Sevilla, por confiar en mí cuando casi nadie lo hacía y darme oportunidades. Eres un ángel.

A Mónica Esgueva, por tu tesón, por andar este camino, por compartir y dar tanto. Mil gracias.

Y a tantas personas que han entrado (y salido) de mi vida, porque todas ellas conforman un todo. Tanto a los que seguís a mi lado como los que quedaron atrás: gracias. A mis compañeros de entrenamiento en Sento Dojo. ¡GRACIAS!

Libros

BADILLO, SALVADOR, *Bendito karma*, Barcelona, Luciérnaga, 2011.

BRUNEL, HENRI, *Guia de relaxació per als que no tenen temps*, Barcelona, Pòrtic, 2011.

BRYANT, MIKE, *Hipnoterapia para Dummies*, Barcelona, Granica, 2008.

CAMPAYO, RAMÓN, *Ser feliz depende de ti*, Madrid, Edaf, 2008.

CENTRO SIVANANDA YOGA, *El nuevo libro del yoga*, Barcelona, RBA Integral, 2012.

ESGUEVA, MÓNICA, *Cuando sea feliz*, Barcelona, Urano, 2011.

FRANKL, VIKTOR, *El hombre en busca de sentido*, Barcelona, Herder, 2011.

FROMM, ERICH, *El miedo a la libertad*, Barcelona, Paidós, 2006.

LEVASSEUR, LAURENCE, *50 ejercicios para combatir el estrés*, Barcelona, Terapias Verdes, 2011.

NAMDROL, KHENPO, *The practice of Vajrakilaya*, Nueva York, Snow Lion Publications, 1999.

PARÍS, CARMELA, *Relajación. Cómo vivir sin nervios y combatir el estrés*, Barcelona, RBA Integral, 2011.

POLETTI, ROSETTE y BARBARA DOBBS, *Cuaderno de ejercicios para vivir relajado*, Barcelona, Terapias Verdes, 2010.

REVEL, JEAN FRANÇOIS y MATTHIEU RICARD, *El monje y el filósofo*, Barcelona, Urano, 1998.

RIMPOCHÉ, GONSAR, *La enseñanza de Buda*, Menorca, Amara, 1994.

RIMPOCHÉ, TAI SITU, *Los siete puntos de la práctica mental*, Barcelona, Obelisco, 1994.

ROJAS MARCOS, LUIS, *Superar la adversidad*, Madrid, Espasa Libros, 2011.

RUIZ, HORACIO, *Guía práctica de hipnosis*, Madrid, Nowtilus, 2006.

THALMANN, YVES-ALEXANDER, *Cuaderno de ejercicios para ver la vida de color de rosa*, Barcelona, Terapias Verdes, 2010.

VALLEJO NÁGERA, J. A., *Guía práctica de psicología*, Madrid, Temas de Hoy, 1998.

WEISS, GABRIEL, *Meditaciones terapéuticas*, Barcelona, RBA Integral, 2012.

Artículos y estudios

DOLEY, J.; Z. N. KAIN; L. KULKARNI, y S. M. WANG, «Music and Preoperative Anxiety: A Randomized, Controlled Study», disponible en: *http://www.anesthesia-analgesia.org/content/94/6/1489*

DONOVAN, S.; M. MURPHY, y E. TAYLOR, «The Physical and Psychological Effects of Meditation», disponible en: *http://media.noetic.org/uploads/files/Meditation_Intro.pdf*

GROSSMAN, P.; L. NIEMANN; S. SCHMIDT, y H. WALACH, «Mindfulness-based stress reduction and health benefits. A meta-analysis», disponible en: *http://www.openground.com.au/articles/MBSR_MA_JPR_2004.pdf*

HOLMES, T. E., «Soothing Music for Stress and Pain», disponible en: *http://www.arthritistoday.org/symptoms/pain/pain-relief-strategies/music-for-stress-pain.php*

MACMILLAN, A., «Music soothes anxiety, pain in cancer patients», disponible en: *http://www.cnn.com/2011/HEALTH/08/09/music.soothes.anxiety.cancer/index.html*